器官·疾病比较图谱

肺脏比较图谱

主　编　王廷华　张云辉　王盛兰　李为民

科学出版社
北　京

内 容 简 介

  本书是"器官·疾病比较图谱"中的一个分册，第一篇介绍 SD 大鼠、恒河猴和人肺部正常的解剖学、组织学和影像学表现；第二篇介绍人类肺脏疾病的病理与影像特征。本书内容强调以临床为导向，兼顾基础，注重 SD 大鼠、恒河猴到人正常肺脏的解剖学、组织学与影像学特征的横向比较，更强调临床肺脏疾病的病理与影像特征。

  本书以图为主，配以适量文字，形象、直观，既可供医学院校本科生和研究生学习使用，又可供临床医生、医学或动物学科研和教学人员参考。

图书在版编目（CIP）数据

肺脏比较图谱 / 王廷华等主编 . —北京：科学出版社，2018
 （器官·疾病比较图谱）
 ISBN 978-7-03-059389-4

 Ⅰ . ①肺⋯ Ⅱ . ①王⋯ Ⅲ . ①肺—人体解剖—图谱 Ⅳ . ① R322.3-64

中国版本图书馆CIP数据核字（2018）第250743号

责任编辑：马晓伟 沈红芬 / 责任校对：张小霞
责任印制：赵 博 / 封面设计：黄华斌

科学出版社 出版
北京东黄城根北街16号
邮政编码：100717
http://www.sciencep.com

北京画中画印刷有限公司 印刷
科学出版社发行 各地新华书店经销

*

2018年10月第 一 版 开本：787×1092 1/16
2018年10月第一次印刷 印张：11 3/4
字数：265 000

定价：120.00元
（如有印装质量问题，我社负责调换）

"器官·疾病比较图谱"编审委员会

《肺脏比较图谱》编写人员

主　编　王廷华　张云辉　王盛兰　李为民
副主编　温慕东　杨瑞安　马红雨　张志坚　杨霄彦　钟明美　何秀英
编　者（按姓氏汉语拼音排序）

陈娟[1]　陈隽[2]　但齐琴[3]　邓峥[2]　丁喆[4]　杜若兰[3]
段霞光[5]　樊静媛[2]　方东[6]　符曼昱[4]　郝春光[5]　何秀英[3]
江亚[4]　李汝芳[2]　李为民[3]　李枭洋[4]　李宇铠[4]　廖凤[2]
刘晨[2]　刘飞[3]　刘佳[3]　吕龙宝[7]　马红雨[2]　牛瑞泽[4]
庞江霞[8]　钱保江[2]　钱忠义[4]　邱敬满[2]　苏波[3]　孙丹雄[2]
孙怀强[3]　谭潇琼[2]　谭燕[3]　檀雅欣[4]　王宝军[8]　王瑞彬[2]
王盛兰[2]　王廷华[3,4]　王洋洋[3]　温慕东[2]　夏庆杰[3]　熊柳林[3]
徐杨[3]　徐彦彦[2]　薛璐璐[4]　杨浩[4]　杨振[2]　杨瑞安[2]
杨婷婷[2]　杨霄彦[5]　杨宣涛[2]　尤玲[2]　袁兵[2]　岳倩宇[2]
张云辉[2]　张志坚[5]　赵伟[2]　赵晓明[9]　钟明美[2]　朱高红[6]

编者单位

1　上海市浦东新区人民医院
2　云南省第一人民医院
3　四川大学华西医院
4　昆明医科大学
5　内蒙古医科大学第三附属医院
6　昆明医科大学第一附属医院
7　中国科学院昆明动物研究所
8　包头市中心医院
9　四川大学

前　言

　　生物技术成为当今引领生命科学发展的"引擎"，生物技术的进步带来的医学变革，以及数字化和大数据的交融对传统知识获取模式提出了挑战。图谱作为获取知识的重要工具，发挥着更加重要的作用，但现有图谱常从纵向展开，难以体现围绕临床疾病的现代器官整合概念，更难以满足临床科室以器官构架为核心的疾病诊疗体系的需求。因此，构建依托临床科室、按器官横向展开、以疾病为重点、兼顾基础的图文体系显得越加重要。

　　本书是"器官·疾病比较图谱"的分册之一，全书分两篇，共15章。第一篇聚焦于正常呼吸系统的重要器官——肺脏，系统阐述了正常状态下的SD大鼠、恒河猴和人肺部的解剖学、组织学和影像学表现，包括正常解剖，肺组织、气管与支气管、肺血管及其内皮、肺泡管与肺泡囊的组织学，以及X线、CT、MRI和PET/CT的图谱数据，为临床医务人员和研究人员提供了肺相关的基础知识。第二篇重点阐述了病理状态下肺脏各疾病的病理学和影像学特征（其中CT表现由双源CT采集）及治疗过程，较全面地收录了肺部及其邻近结构近乎全部的临床疾病，通过病例形式系统形象地阐述了肺的先天性异常、呼吸系统感染性疾病、肺部肿瘤、间质性肺疾病、肺尘埃沉着病、肺气肿、大气道病变、肺栓塞，以及其他典型肺部疾病、肺结缔组织疾病、胸膜和纵隔疾病的病理与影像特征。

　　本书收录的SD大鼠、恒河猴与人肺的正常解剖学、组织学及影像学数据，可帮助读者深入了解肺部的形态及微观表现，而书中收录的肺部各疾病能够使读者对肺部疾病的影像学和病理学有一个更全面的认知，充分体现了肺部疾病比较生物学整合与临床 - 基础交融，既可供医学院校本科生和研究生学习使用，又可供临床医生、医学或动物学科研和教学人员学习参考。

编　者

2018 年 8 月

目　　录

第一篇

正常肺部的解剖学、组织学与影像学
（SD大鼠、恒河猴与人）

第一章　肺的解剖学

肺是体内重要的呼吸器官之一，可保障机体和外界进行气体交换。肺的主要功能是帮助机体呼出二氧化碳，吸入氧气，完成气体吐故纳新，因而发挥重要作用。肺受损引发的机体缺氧会导致全身功能障碍，严重影响健康甚至生命。因此了解从啮齿类到灵长类肺的解剖学、组织学与影像学特征，不仅有利于熟知肺的进化，而且可为学习肺脏疾病相关知识打基础。本篇首先介绍 SD 大鼠、恒河猴和人肺脏的解剖学、组织学和影像学，以利于了解和比较其各自特征。

第一节　SD 大鼠与恒河猴肺的解剖学

SD 大鼠为大鼠（rat）的一个品系，毛色白化，被广泛用于药理、毒理、药效、肿瘤等研究。但近年发现，不少源于大鼠的实验结果，特别是有的药效学结果一旦进入人体实验后则效果不明显，因此灵长类动物实验逐渐被重视。恒河猴（rhesus monkey）属灵长目动物，进化程度高，可以广泛用于各类生物医学研究，如脑功能、血液循环、呼吸生理、内分泌、生殖生理等研究。因此，了解 SD 大鼠、恒河猴和人类肺脏的解剖学、组织学和影像学特征，不仅有利于提高对肺脏疾病发生本质的认识，而且有利于促进基础与临床交叉结合、相依共进。

SD 大鼠和恒河猴的肺脏呈淡粉色，质软如海绵，位于胸腔中部。

SD 大鼠的肺脏包括左肺和右肺，左肺仅有一叶，而右肺则分为四叶，即右上叶、右中叶、右下叶和位于心脏背侧的右后叶。成年 SD 大鼠左肺长约 3cm，宽约 1.2cm；右上叶长约 1.7cm，宽约 1.3cm；右中叶长约 1.5cm，宽约 0.8cm；右下叶长约 1.9cm，宽约 1.2cm；右后叶长约 1.3cm，宽约 1.1cm。成年 SD 大鼠肺脏总重量约 2.3g，脏体比约 0.01，脏脑比约 0.8。

恒河猴的肺脏也分为左右肺。与 SD 大鼠相比，恒河猴左肺可分三叶，即左上叶、左中叶、左下叶；右肺分四叶，即右上叶、右中叶、右下叶和右后叶。成年恒河猴左上叶长约 4cm，宽约 6cm；左中叶长约 2.5cm，宽约 6cm；左下叶长约 7cm，宽约 6.5cm；右上叶长约 5cm，宽约 5cm；右中叶长约 4cm，宽约 5cm；右下叶长约 7cm，宽约 4.5cm；右后叶长约 4.5cm，宽约 4.5cm。成年恒河猴肺脏重量约 38g，脏体比约 0.009，脏脑比约 0.44。

1. SD 大鼠（图 1-1-1~ 图 1-1-9 ）

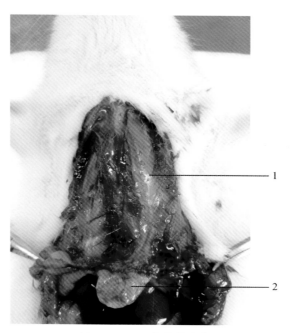

图 1-1-1　SD 大鼠的胸膜

1. 胸膜 pleura　　　　2. 剑突 xiphoid process

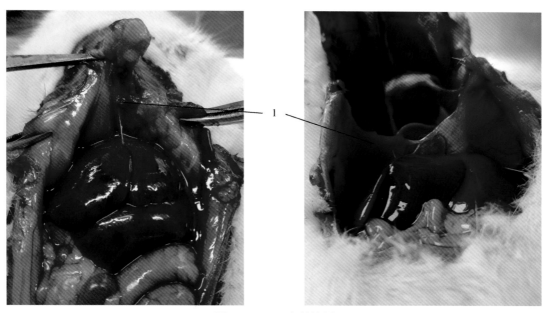

图 1-1-2　SD 大鼠的膈

1. 膈 diaphragm

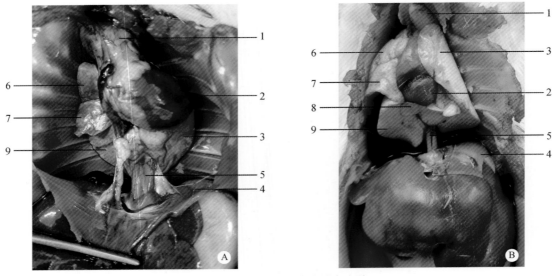

图 1-1-3　SD 大鼠的胸腔器官全貌

A. 麻醉后活体解剖 vivisection after anesthesia；B. 灌注后解剖 postperfusion dissection

1. 胸腺 thymus
2. 心 heart
3. 左肺 left lung
4. 膈 diaphragm
5. 食管 esophagus

6. 右肺上叶 superior lobe of right lung
7. 右肺中叶 middle lobe of right lung
8. 右肺后叶 posterior lobe of right lung
9. 右肺下叶 inferior lobe of right lung

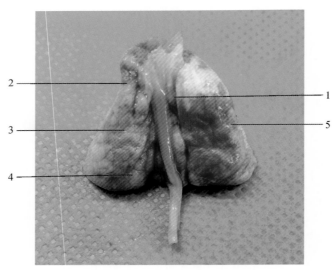

图 1-1-4　SD 大鼠肺前面观

1. 气管 trachea
2. 右肺上叶 superior lobe of right lung
3. 右肺中叶 middle lobe of right lung

4. 右肺下叶 inferior lobe of right lung
5. 左肺 left lung

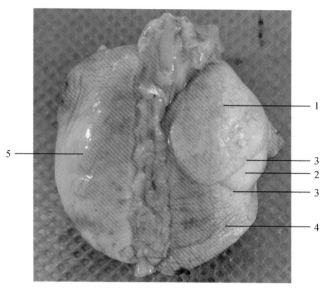

图 1-1-5 SD 大鼠肺后面观

1. 右肺上叶 superior lobe of right lung   4. 右肺下叶 inferior lobe of right lung
2. 右肺中叶 middle lobe of right lung   5. 左肺 left lung
3. 右肺叶间裂 interlobar fissure of right lung

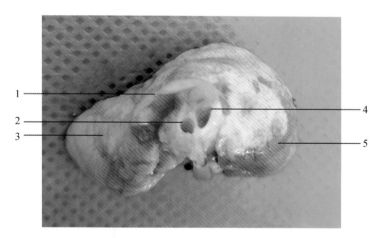

图 1-1-6 SD 大鼠肺上面观

1. 肺尖 apex   4. 右主支气管 right primary bronchus
2. 左主支气管 left primary bronchus   5. 右肺上叶 superior lobe of right lung
3. 左肺 left lung

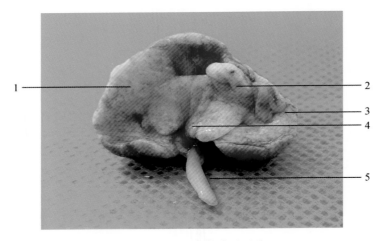

图 1-1-7 SD 大鼠肺下面观

1. 左肺 left lung
2. 右肺后叶 posterior lobe of right lung
3. 右肺下叶 inferior lobe of right lung
4. 肺底 base
5. 食管 esophagus

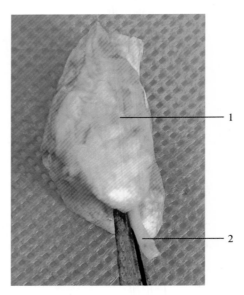

图 1-1-8 SD 大鼠肺左面观

1. 左肺 left lung　　2. 气管 trachea

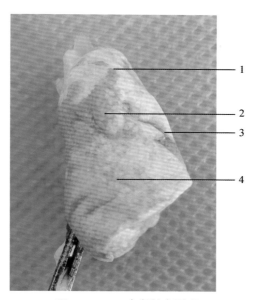

图 1-1-9　SD 大鼠肺右面观

1. 右肺上叶 superior lobe of right lung　　　3. 右肺叶间裂 interlobar fissure of right lung
2. 右肺中叶 middle lobe of right lung　　　　4. 右肺下叶 inferior lobe of right lung

2. 恒河猴（图 1-1-10~ 图 1-1-15）

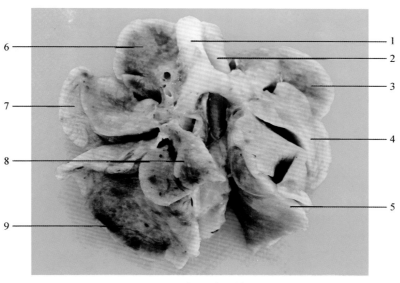

图 1-1-10　恒河猴肺前面观

1. 气管 trachea
2. 食管 esophagus
3. 左肺上叶 superior lobe of left lung
4. 左肺中叶 middle lobe of left lung
5. 左肺下叶 inferior lobe of left lung
6. 右肺上叶 superior lobe of right lung
7. 右肺中叶 middle lobe of right lung
8. 右肺后叶 posterior lobe of right lung
9. 右肺下叶 inferior lobe of right lung

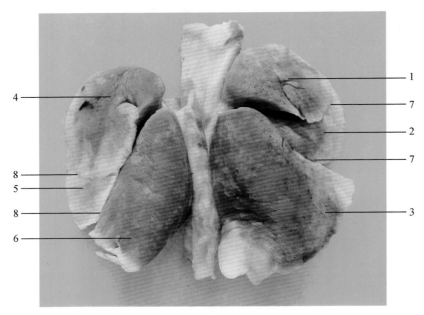

图 1-1-11　恒河猴肺后面观

1. 右肺上叶 superior lobe of right lung
2. 右肺中叶 middle lobe of right lung
3. 右肺下叶 inferior lobe of right lung
4. 左肺上叶 superior lobe of left lung
5. 左肺中叶 middle lobe of left lung
6. 左肺下叶 inferior lobe of left lung
7. 右肺叶间裂 interlobar fissure of right lung
8. 左肺叶间裂 interlobar fissure of left lung

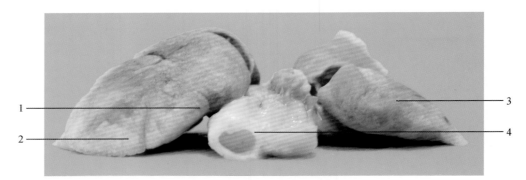

图 1-1-12　恒河猴肺上面观

1. 肺尖 apex
2. 右肺上叶 superior lobe of right lung
3. 左肺上叶 superior lobe of left lung
4. 气管 trachea

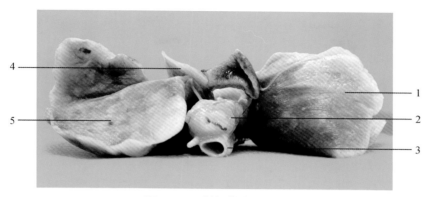

图 1-1-13　恒河猴肺下面观

1. 左肺下叶 inferior lobe of left lung
2. 食管 esophagus
3. 气管 trachea
4. 右肺后叶 posterior lobe of right lung
5. 右肺下叶 inferior lobe of right lung

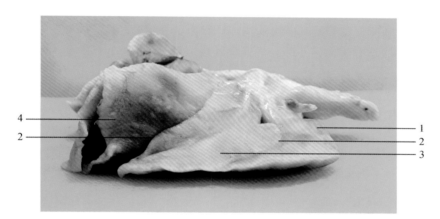

图 1-1-14　恒河猴肺左面观

1. 左肺上叶 superior lobe of left lung
2. 左肺叶间裂 interlobar fissure of left lung
3. 左肺中叶 middle lobe of left lung
4. 左肺下叶 inferior lobe of left lung

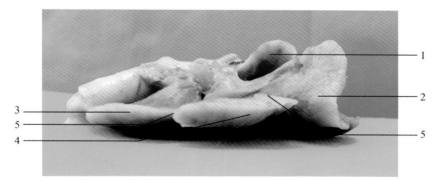

图 1-1-15　恒河猴肺右面观

1. 右肺后叶 posterior lobe of right lung
2. 右肺下叶 inferior lobe of right lung
3. 右肺上叶 superior lobe of right lung
4. 右肺中叶 middle lobe of right lung
5. 右肺叶间裂 interlobar fissure of right lung

第二节　人肺的解剖学

　　人肺位于纵隔两侧，因心脏的位置偏左，故左肺狭长，右肺略宽短。肺的表面为光滑脏层胸膜被覆。幼儿肺的颜色呈浅红色，随年龄增长，空气中的尘埃吸入肺内，逐渐变成灰色甚至黑紫色。

　　肺呈圆锥形，肺尖伸向颈根部，高出锁骨内侧 1/3 上方约 2.5cm。肺底又称膈面，略向上凹，肋面圆凸，纵隔面有长圆形凹陷。左肺被斜裂分为上、下两叶，右肺被斜裂和水平裂分为上、中、下三叶。纵隔面中央的椭圆形凹陷，又称肺门，其内有主支气管、肺动脉、肺静脉、支气管动脉、支气管静脉、神经和淋巴管的出入并为结缔组织包裹，称肺根。在肺根内，从前向后：肺静脉、肺动脉、主支气管；从上到下：左肺门（肺动脉、主支气管、肺静脉），右肺门（主支气管、肺动脉、肺静脉）。

　　肺支气管可以分成三级：气管为一级支气管；肺叶支气管为二级支气管；肺段支气管为三级支气管。肺段支气管及其所属的组织，称为支气管肺段，简称肺段。肺段呈圆锥形，尖端朝向肺门，底达肺表面，左肺分为 8 个肺段，右肺分为 10 个肺段。

　　（1）左肺

　　1）上叶：尖段（SⅠ）、后段（SⅡ）、前段（SⅢ）、上舌段（SⅣ）、下舌段（SⅤ），其中尖段（SⅠ）和后段（SⅡ）可合为尖后段（SⅠ+SⅡ）。

　　2）下叶：上段（SⅥ）、内侧（心）底段（SⅦ）、前底段（SⅧ）、外侧底段（SⅨ）、后底段（SⅩ），其中内侧（心）底段（SⅦ）和前底段（SⅧ）可合为内侧前底段（SⅦ+SⅧ）。

　　（2）右肺

　　1）上叶：尖段（SⅠ）、后段（SⅡ）、前段（SⅢ）。

　　2）中叶：外侧段（SⅣ）、内侧段（SⅤ）。

　　3）下叶：上段（SⅥ）、内侧（心）底段（SⅦ）、前底段（SⅧ）、外侧底段（SⅨ）、后底段（SⅩ）。

　　本节主要展示人肺的解剖学图片（图 1-1-16～图 1-1-19）。

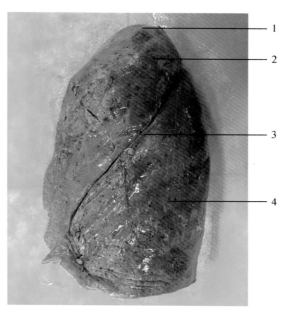

图 1-1-16　左肺前面观

1. 肺尖 apex　　　　　　　3. 斜裂 oblique fissure
2. 上叶 superior lobe　　　4. 下叶 inferior lobe

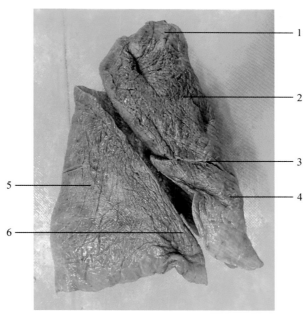

图 1-1-17　右肺前面观

1. 肺尖 apex　　　　　　　　　　　4. 中叶 middle lobe
2. 上叶 superior lobe　　　　　　　5. 下叶 inferior lobe
3. 水平裂 horizontal fissure　　　　6. 斜裂 oblique fissure

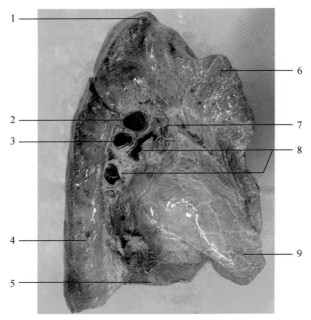

图 1-1-18　左肺内侧面

1. 肺尖 apex
2. 左肺动脉 left pulmonary artery
3. 支气管 bronchus
4. 下叶 inferior lobe
5. 肺底 base
6. 上叶 superior lobe
7. 肺门 hilum
8. 左肺静脉 right pulmonary vein
9. 左肺小舌 left lingula

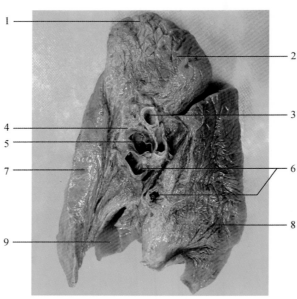

图 1-1-19　右肺内侧面

1. 肺尖 apex
2. 上叶 superior lobe
3. 支气管 bronchus
4. 肺门 hilum
5. 右肺动脉 right pulmonary artery
6. 右肺静脉 right pulmonary vein
7. 中叶 middle lobe
8. 下叶 inferior lobe
9. 肺底 base

　　肺段支气管、肺段动脉支和肺段静脉支在各肺段的肺段门平面，三者的相互位置关系有一定的规律性。右肺上叶尖、前两段的肺动脉，多位于段支气管的前方，后段肺动脉则多位于段支气管后方。肺静脉多位于支气管下方，其中尖、前两段的肺静脉在前下，后段静脉多在后下。右肺中叶内、外侧两段的肺动脉有 80% 以上位于段支气管上方，静脉则以位于段支气管前下者占多数，外侧段有 60%，内侧段有 68.6%。右肺下叶上段支气管在肺段门平面常位于该肺段的肺动、静脉之间，其中动脉在段支气管的前上，静脉在后下。4 个基底段的肺动脉，多数位于各段支气管外侧，静脉常在支气管后方。左肺上叶尖后段和前段的肺段门平面的肺动脉位置很难找出规律，这可能是由于这两个肺段的动脉组合复杂、共干较多、位置多变，手术时需要仔细辨认。而肺静脉的位置关系较动脉略有规律，80% 以上位于段支气管的前、下方。舌干、上舌段和下舌段的肺动脉，多在该段支气管的后上方和后方，静脉多在前下方。左肺中叶各肺段的肺血管与段支气管的位置关系，与右肺下叶各相应肺段相似。各肺段的段支气管、肺动脉段支和肺静脉段支，在肺段门平面的相互位置关系虽有一定规律，但进入段内只有段支气管与肺动脉支基本伴行，肺静脉段支多行于肺段周边部位，在相邻的肺段之间仅有少量结缔组织相隔，不存在明显的解剖分界面，而段间平面通常是以位于肺段间的肺静脉来确定的，因此肺段切除术难度比较大。肺支气管树见图 1-1-20。

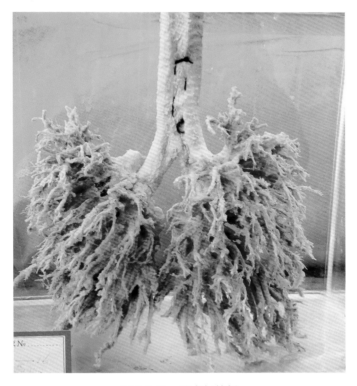

图 1-1-20　肺支气管树

　　肺血管主要有肺动脉干、肺静脉和毛细血管。肺动脉干是一短而粗的动脉干，起自右心室，在升主动脉的前方向左后上方斜行，至主动脉弓的下方分为左、右肺动脉。左肺动脉较短，水平向左，经食管、胸主动脉前方至肺门，分两支进入左肺上、下叶；右肺动脉较长，水平向右，经升主动脉和上腔静脉的后方达右肺门，分三支进入右肺上、中、下叶。在肺动脉干分叉处稍左侧与主动脉弓下缘之间有一结缔组织索，称为动脉韧带。肺静脉左右各有两条，分别称为左、右上肺静脉和下肺静脉，起自肺门，二者分别注入左心房。肺静脉与体循环动脉的相同点在于静脉内为气体交换后含氧丰富的动脉血。肺血管铸型见图 1-1-21。

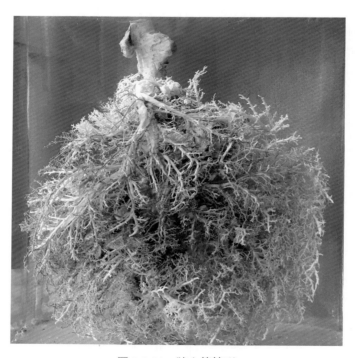

图 1-1-21　肺血管铸型

第二章　肺的组织学

第一节　SD 大鼠与恒河猴肺的组织学

　　肺表面覆以浆膜（胸膜脏层），表面为间皮，深部为结缔组织。肺组织分实质和间质两部分，实质即肺内支气管的各级分支及其终端的大量肺泡，间质为结缔组织及血管、淋巴管和神经等。

　　肺泡是由单层上皮细胞构成的半球状囊泡。肺脏中的支气管经多次反复分支成无数细支气管，它们的末端膨大成囊，囊的四周有很多突出的小囊泡，即肺泡。肺泡壁是由单层扁平上皮构成，有三种细胞：①扁平上皮细胞，即Ⅰ型细胞，其基膜紧贴毛细血管，占肺泡面积的90%；②分泌上皮，即Ⅱ型细胞，该细胞凸向管腔或夹杂在扁平上皮细胞之间，可分泌表面活性物质，数量比Ⅰ型细胞多，但所占的肺泡上皮表面面积的比例不足10%；③隔细胞，位于肺泡间隔中，当进入肺泡腔内就称为尘细胞。在尘细胞的细胞质内有大量尘埃颗粒，属于吞噬细胞。另外，在相邻肺泡壁之间的结构称为肺泡隔，它由结缔组织和丰富的毛细血管组成。

　　下面将展示 SD 大鼠（图 1-2-1～图 1-2-13）和恒河猴肺的组织学图片（图 1-2-14～图 1-2-16）。

1. SD 大鼠肺的组织学

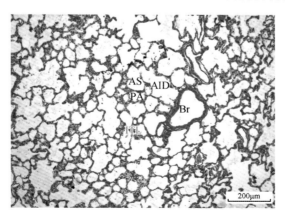

图 1-2-1　SD 大鼠呼吸性细支气管 HE 染色（100×）

Br. 细支气管；AID. 肺泡管；AS. 肺泡囊；PA. 肺泡；ITL. 肺间质

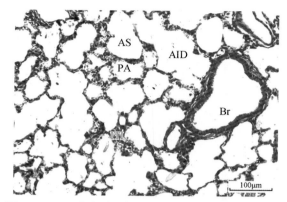

图 1-2-2   SD 大鼠肺泡管和肺泡囊 HE 染色（200 × ）

Br. 细支气管；AID. 肺泡管；AS. 肺泡囊；PA. 肺泡；ITL. 肺间质

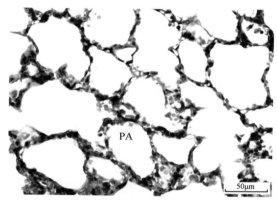

图 1-2-3   SD 大鼠肺泡 HE 染色（400 × ）

PA. 肺泡

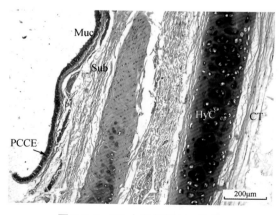

图 1-2-4   SD 大鼠气管 HE 染色

Muc. 黏膜；Sub. 黏膜下层；HyC. 透明软骨；CT. 结缔组织；PCCE. 假复层纤毛柱状上皮

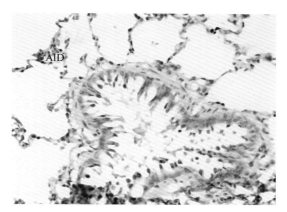

图 1-2-5　SD 大鼠肺支气管 HE 染色（一）

AID. 肺泡管

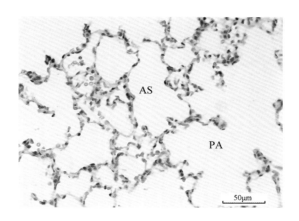

图 1-2-6　SD 大鼠肺支气管 HE 染色（二）

AS. 肺泡囊；PA. 肺泡

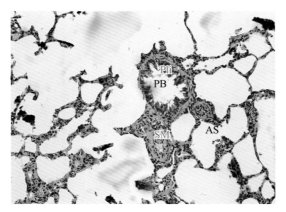

图 1-2-7　SD 大鼠肺小支气管增厚 HE 染色

PB. 肺内支气管；Pli. 皱襞；SM. 平滑肌；AS. 肺泡囊

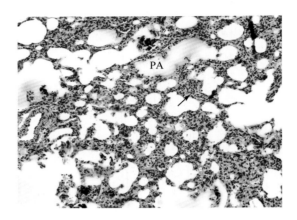

图 1-2-8　SD 大鼠肺炎浸润 HE 染色

PA. 肺泡；→. 炎症

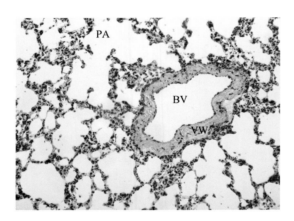

图 1-2-9　SD 大鼠肺血管 HE 染色

PA. 肺泡；VW. 血管壁；BV. 血管

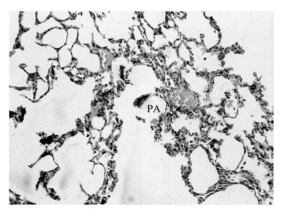

图 1-2-10　SD 大鼠肺泡出血 HE 染色

PA. 肺泡；→. 肺泡出血

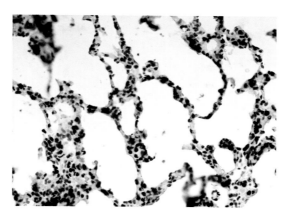

图 1-2-11　SD 大鼠正常肺的 Tunel 染色（DAB，二氨基联苯胺棕色染色，苏木精蓝色复染）

图中棕褐色表示凋亡细胞，浅蓝色为正常细胞

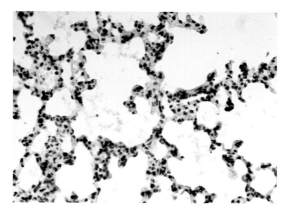

图 1-2-12　SD 大鼠损伤肺的 Tunel 染色

图中棕褐色表示凋亡细胞，浅蓝色为正常细胞

图 1-2-13　SD 大鼠正常肺的 Tunel 荧光染色

图中蓝色为 DAPI，红色为 Tunel 荧光染色细胞

2. 恒河猴肺的组织学

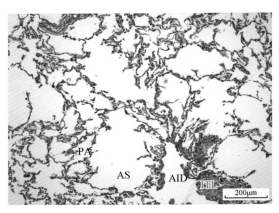

图 1-2-14　恒河猴呼吸性细支气管 HE 染色（100 ×）

AID. 肺泡管；AS. 肺泡囊；PA. 肺泡；ITL. 肺间质

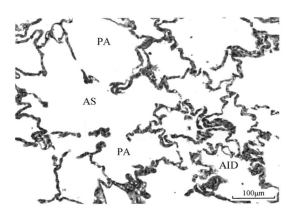

图 1-2-15　恒河猴肺泡管和肺泡囊 HE 染色（200 ×）

AID. 肺泡管；AS. 肺泡囊；PA. 肺泡

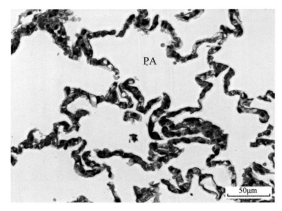

图 1-2-16　恒河猴肺泡 HE 染色（400 ×）

PA. 肺泡

第二节　人肺的组织学

肺泡管与肺泡囊的组织学表现见图 1-2-17、图 1-2-18。

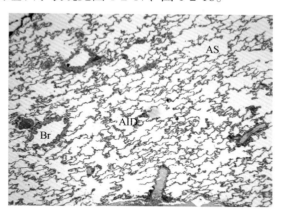

图 1-2-17　呼吸性细支气管 HE 染色（100×）

Br. 细支气管；AID. 肺泡管；AS. 肺泡囊

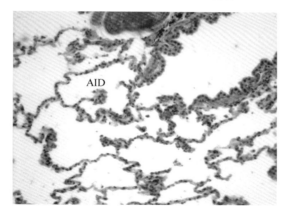

图 1-2-18　肺泡管及肺泡 HE 染色（400×）

AID. 肺泡管

第三章　肺的影像学

第一节　SD 大鼠与恒河猴肺的影像学

　　SD 大鼠和恒河猴的肺位于胸腔内的纵隔两侧，左、右各一。SD 大鼠右肺体积大于左肺，由于 SD 大鼠心脏体积小，因此 SD 大鼠左肺心切迹不明显；而恒河猴左肺心切迹与人一样，有明显的凹陷，且左肺、右肺体积相差不大。

　　肺各解剖部分在 X 线、CT、MRI 及 PET/CT 上的表现与人的基本一致，请参看本章第二节。

　　本节主要展示 SD 大鼠（图 1-3-1~ 图 1-3-4）和恒河猴（图 1-3-5~ 图 1-3-8）肺的影像学图片。

1.SD 大鼠

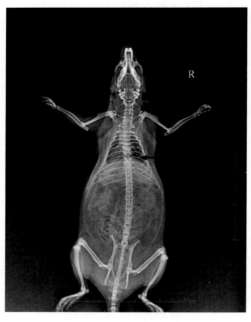

图 1-3-1　SD 大鼠肺部 X 线表现（一）

图中箭头所指为肺部

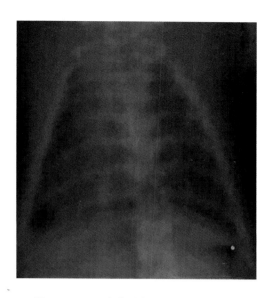

图 1-3-2　SD 大鼠肺部 X 线表现（二）

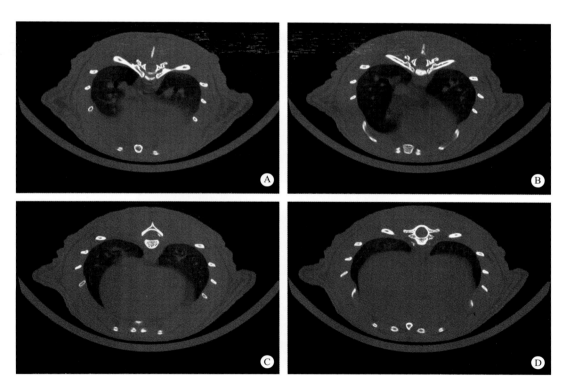

图 1-3-3　SD 大鼠肺部 CT 表现

A~D 分别示 SD 大鼠 T_2、T_7、T_{10}、T_{12} 平面的肺

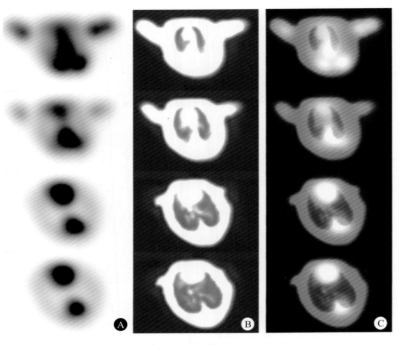

图 1-3-4   SD 大鼠肺部 PET/CT 表现

A~C 分别示 SD 大鼠肺的 PET、CT、PET 与 CT 融合图

2. 恒河猴

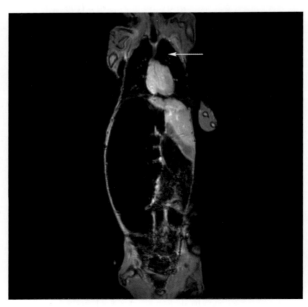

图 1-3-5   恒河猴肺部 MRI 表现（一）

图中箭头所指为肺部

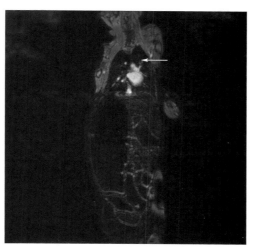

图 1-3-6　恒河猴肺部 MRI 表现（二）

图中箭头所指为肺部

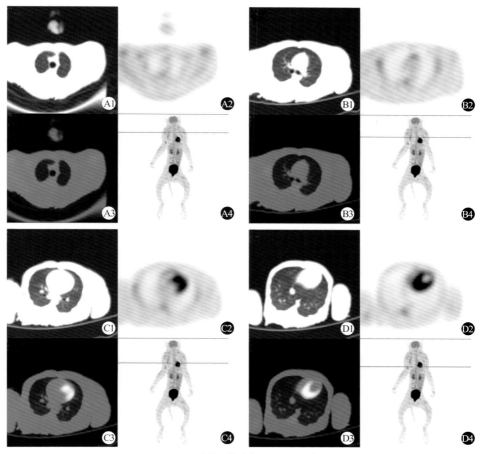

图 1-3-7　恒河猴肺部 PET/CT 表现

1~4 分别示恒河猴肺的 CT、PET、PET 与 CT 融合图及恒河猴 PET 全身图；
A~D 示从上肺到下肺不同的平面。A. 肺尖；B. 气管交叉；C. 中肺；D. 下肺

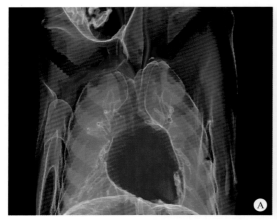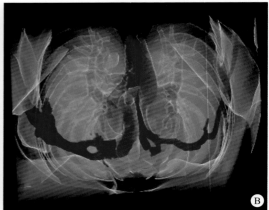

图 1-3-8　恒河猴肺部血管

A. 正面观；B. 上面观

第二节　人肺的影像学

　　人肺位于胸腔内，左、右各一。右肺粗短，左肺狭长。每侧肺似半个锥体形。

　　肺各解剖部分的投影在 X 线上表现为肺野、肺门及肺纹理。肺野是含有空气的肺在胸片上所显示的透明区域；肺门影是肺动、静脉，支气管及淋巴组织的综合投影，肺动脉和肺静脉的大分支为其主要组成部分；肺纹理为自肺门向肺野呈放射分布的干树枝影。

　　正常胸部 CT 肺窗显示两肺清晰，两肺门无增大，气管支气管通畅，纵隔未见肿大淋巴结。两侧胸腔未见积液，胸膜未见增厚。正常胸部 CT 纵隔窗显示纵隔内未见异常病灶，两肺叶未见异常信号病灶，气管隆嵴腔静脉周围未见淋巴结肿大，双侧胸腔内未见积液改变，胸壁软组织内未见异常信号影，肋骨未见异常。

　　正常的胸部 MRI 表现为肺因含空气，呈黑色无信号区；心脏大血管由于"流空效应"，呈黑色无信号区；骨皮质和钙化呈黑色无信号区；其他软组织有较长的 T_1 和较短的 T_2 弛豫时间，呈较低的灰色信号区；脂肪组织具有极短的 T_1 和较短的 T_2，在 T_1 加权像上呈白色的高信号区，在 T_2 加权像上呈灰白色；含水的液体具有长 T_1 和长 T_2，在 T_1 加权像上呈灰黑色区，在 T_2 加权像上呈白色区。

　　PET/CT 是将 PET 和 CT 有机结合，并可将两者图像融合在一起，可同时显示病灶的病理生理变化和形态结构。由于 PET 的独特作用是以代谢显像和定量分析为基础，因而目前 PET/CT 主要用于胸部肿瘤的诊断。

　　本节主要展示人肺的影像学图片（图 1-3-9~ 图 1-3-11）。

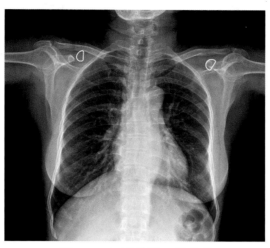

图 1-3-9　正常胸部 X 线表现

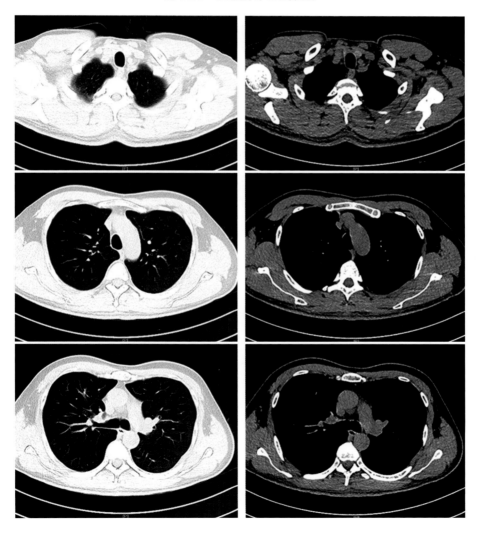

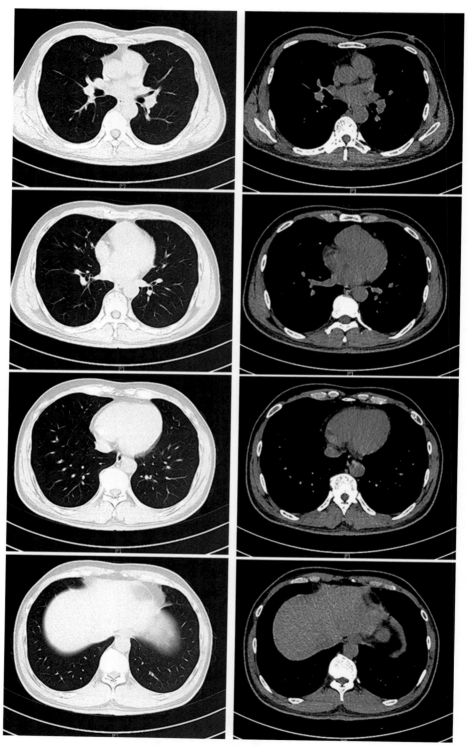

图 1-3-10　正常胸部 CT 表现

左列，CT 肺窗示不同的肺平面；右列，CT 纵隔窗示与左列对应的肺平面

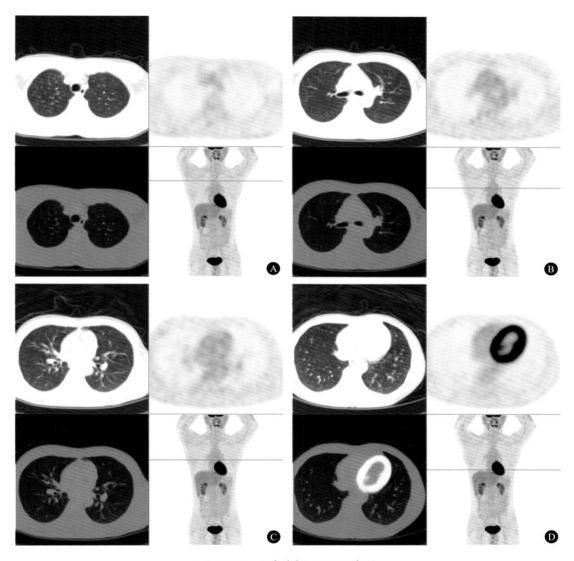

图 1-3-11　正常胸部 PET/CT 表现

A. 肺尖平面；B. 气管交叉平面；C. 中肺平面；D. 下肺平面

第二篇
肺 部 疾 病

第一章 先天性异常

第一节 肺隔离症

　　肺隔离症（pulmonary sequestration）指先天性肺发育畸形，由异常体循环动脉供血的部分肺组织可与支气管相通，造成反复发作的局部感染，不相通时可无临床症状，又称支气管肺隔离症。病因不明。异常动脉大多来自降主动脉或腹主动脉，通常1~3支。病理可见孤立的无功能肺组织块，血供来自体循环的分支，囊性病变内含棕色液体，病变组织合并感染则伴炎症表现。叶内型由同一脏层胸膜包裹，在肺叶之间；叶外型则在肺叶之外，不包被在同一脏层胸膜内。主要表现为反复的呼吸道感染症状，部分患者无症状。影像学表现为肿块或分叶状高密度影，或呈偏心空洞、囊性改变，常位于下叶脊柱旁，增强CT发现异常供血动脉有利于诊断。治疗主要是手术切除。

1. 影像学

　　病例1　患者，女，40岁，因"咳嗽10年"入院。咳嗽、咳黄白色黏液痰，无发热、胸痛、呼吸困难等，当地医院诊断为肺部感染，经抗感染治疗，症状可暂时缓解，但反复发作，胸部CT和胸主动脉血管造影提示左肺下叶肺隔离症（图2-1-1）。外科病理诊断为左肺下叶肺隔离症。

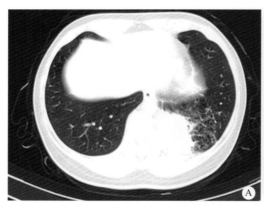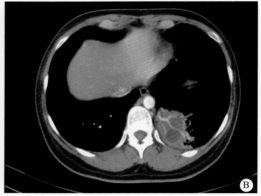

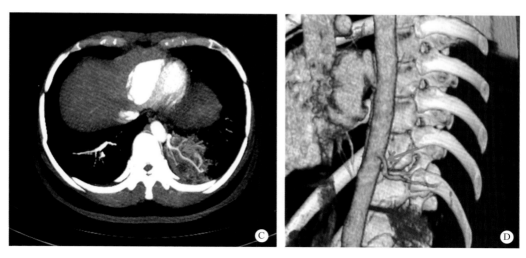

图 2-1-1 左肺下叶肺隔离症

A. 胸部 CT 肺窗示左肺下叶团块影，病灶周围局限性肺气肿；B. 胸部 CT 纵隔窗示病灶呈囊实性，实性部分轻度强化，病灶内见一条粗大的供血血管（→）；C、D. 最大密度投影（MIP）和容积再现（VR）分别示供血血管来自胸主动脉（→）

病例 2 患者，女，42 岁，因"胸闷 5 年"入院。既往史及查体无特殊，无诱因胸闷，与活动无关，无发热、咳嗽、咳痰等，未诊治，自觉症状逐渐加重，胸主动脉造影提示双下肺隔离症（图 2-1-2）。

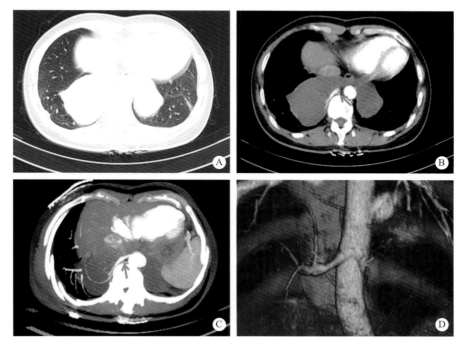

图 2-1-2 双下肺隔离症

A. 胸部 CT 肺窗示两下肺野内软组织肿块影，病灶周围轻度局限性肺气肿；B. 胸部 CT 纵隔窗示两下肺野软组织影经纵隔相连呈哑铃状改变，增强后轻度强化，并见 3 支供血血管（→）；C、D. MIP 和 VR 示三支供血血管均来自胸主动脉（→）

2. 病理学（图 2-1-3）

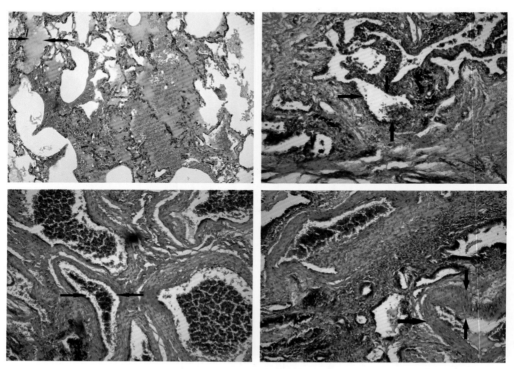

图 2-1-3　肺隔离症

显微镜下示周围肺组织肺泡腔内蛋白渗液，病变区可见囊性扩张的细支气管，肺组织呈慢性炎症合并纤维化，血管可见闭塞性改变（→）（100×）

第二节　支气管囊肿

　　支气管囊肿（bronchogenic cyst）是支气管在胚胎时期发育异常所致。病理学上，囊壁内含软骨、腺体和平滑肌，囊腔内含黏液，与支气管相通则可同时含有气体。单发囊肿来自较大支气管，多位于纵隔或肺的中央。一般自幼年起病，但病灶未产生压迫症状或亦未并发感染时，一般无症状。随患者年龄增长，病灶增大可产生压迫症状，并发感染则出现呼吸道感染症状。影像学表现为孤立的液性囊肿、边界清晰的类圆形阴影，壁薄，含气囊肿则可见透亮空洞阴影，多发囊肿则呈蜂窝状或多个环形空腔。治疗原则是控制感染下手术治疗。

1. 影像学

　　病例　患者，男，34 岁，因"咯血 2 个月"入院。无诱因间断咯血 2 个月，每次 5~15ml，无发热、胸痛、呼吸困难、关节肿痛等，当地医院给予止血对症处理效果不佳。既往史及查体无特殊，CT 检查提示气管囊肿（图 2-1-4），外科手术病理提示气管囊肿。

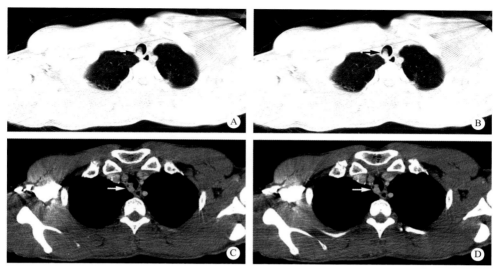

图 2-1-4　气管囊肿

胸部 CT 肺窗（A、B）及胸部 CT 纵隔窗（C、D）示气管中段后缘囊袋状含气腔，气管中段右后壁明显增厚，并见一息肉样软组织影（→）

2. 病理学（图 2-1-5）

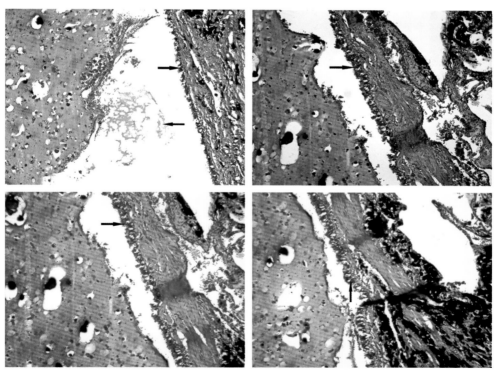

图 2-1-5　支气管源性囊肿

显微镜下囊壁衬假复层纤毛柱状上皮，腔内可见黏液蓄积（→）（100×）

第三节   肺动静脉畸形

肺动静脉畸形（pulmonary arteriovenous malformation， PAVM）是一种少见的肺血管异常，由引流静脉、供血动脉和瘤囊三部分构成，常为先天性，为走行于肺部微细毛细血管床的肺动脉与肺静脉之间的不正常相互交通，造成不同程度的右向左分流。临床表现取决于右向左分流的程度，患者可无临床症状，分流量较大则出现呼吸困难、严重发绀甚至杵状指等，可并发脑卒中、偏头痛、癫痫及矛盾性栓塞、血胸、咯血等。影像学表现为条状或者结节状，增强 CT 可见供血动脉与畸形血管相连，肺静脉和畸形血管与引流静脉相连并向左心房走行。肺动脉造影检查是金标准。治疗可选择经导管栓塞术，不宜介入的患者则考虑外科手术。

病例 1   患者，男，29 岁，因"发现肺部阴影 9 天"入院。既往史及查体未见特殊。影像学表现见图 2-1-6。

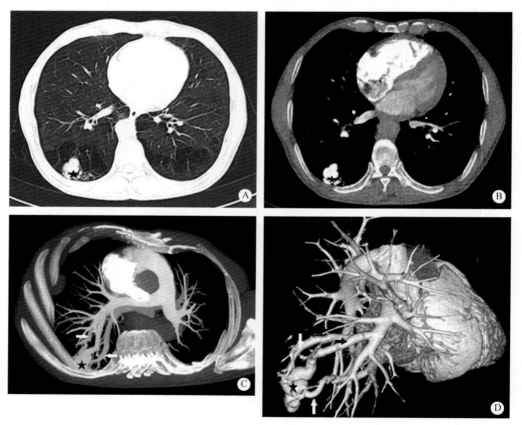

图 2-1-6   血管畸形

A~D. 肺窗、纵隔窗、最大密度投影（MIP）和容积再现（VR）分别示右肺下叶后基底段分叶状密度增高影，边界清晰，增强后明显强化，为畸形血管团（星号）；MIP 和 VR 示供血动脉（黑箭头）来自右肺下叶肺动脉，两支引流静脉（白箭头）经左下肺静脉回流至左心房。病灶周围局限性肺气肿

病例2 患者，女，9岁，因"5个月前咳嗽"入院。患者时有咳嗽，剧烈活动后心慌、气短，无发绀、晕厥史及喜蹲踞现象。查体：一般情况可，口唇无发绀，纵隔气管居中，胸骨左缘第3、4肋间可触及收缩期震颤，心浊音界增大，心前区可有抬举样搏动，双肺呼吸音粗，心率99次/分，胸骨左缘第2、3肋间可闻及Ⅲ～Ⅵ级收缩期吹风样杂音并向左锁骨下传导。肺动脉瓣听诊区第二心音分裂并亢进。影像学表现见图2-1-7。

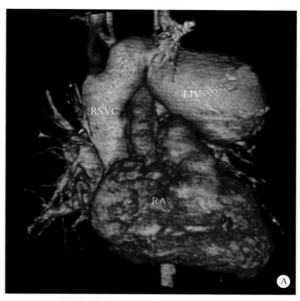

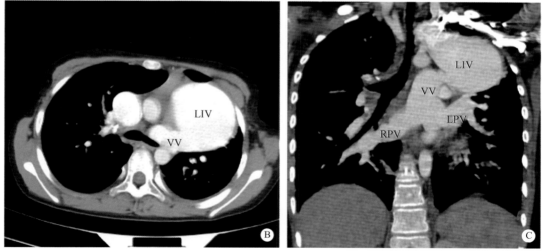

图 2-1-7 心上型完全性肺静脉异位引流

A、B. 多平面重建（MPR）示增粗的肺静脉共干后垂直向上引流入垂直静脉后，汇入瘤样扩张的左无名静脉，左无名静脉再汇入右上腔静脉（RSVC）进入右心房（RA）。C. 多层螺旋CT（MSCT）增强扫描及其三维成像示①各支肺静脉（PV）明显增粗，未汇入左心房，而在左心房上方汇聚呈一支明显增粗的静脉并垂直向上走行；②于气管隆嵴层面经垂直静脉（VV）汇入瘤样扩张的左无名静脉（LIV）；③右心房明显增大。LPV：左肺静脉；RPV：右肺静脉

第二章　呼吸系统感染性疾病

第一节　细菌性肺炎

肺炎 (pneumonia) 指终末气道、肺泡和肺间质的炎症,可由病原微生物、免疫损伤、过敏、理化因素及药物所致。细菌性肺炎（bacterial pneumonia）是最常见的肺炎，常见病原体为肺炎链球菌、金黄色葡萄球菌、甲型溶血性链球菌、肺炎克雷伯菌、大肠杆菌、流感嗜血杆菌、铜绿假单胞菌及鲍曼不动杆菌等。症状变化较大,可轻可重,常见症状为发热、咳嗽、咳痰、咯血、胸痛甚至呼吸困难等。影像学常表现为渗出、实变影,部分患者可出现空洞、气囊腔,可伴胸腔积液,病情恶化则并发脓胸等。抗生素治疗是基础,肺炎治愈后结构和功能可恢复,多不遗留瘢痕,但金黄色葡萄球菌、肺炎克雷伯菌和铜绿假单胞菌等可引起空洞导致坏死性肺炎。

影像学

病例　患者,男,54 岁,因"咳嗽伴发热 10 余天"入院。入院前 10 天,患者无明显诱因出现咳嗽,咳少量白色黏痰,伴发热,体温最高 38.0℃,发热无明显规律,无畏寒、寒战,感轻度胸痛,无咯血、呼吸困难等不适,无纳差、乏力、盗汗,无晕厥。病程中,精神、食欲可,大小便正常,无体重下降。既往史无特殊。入院查体:体温 37.8℃,脉搏 90 次/分,呼吸频率 20 次/分,口唇无发绀,浅表淋巴结未触及肿大,颈静脉无怒张,胸廓对称,双肺语颤无增强、减弱,叩诊清音,双肺呼吸音清,未闻及干、湿啰音,无胸膜摩擦音。心、腹(-)。双下肢无水肿。给予抗细菌感染、化痰、对症治疗,病情好转出院。患者治疗前后影像学表现见图 2-2-1。

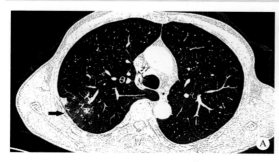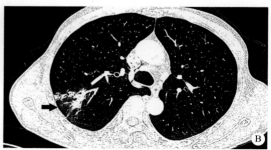

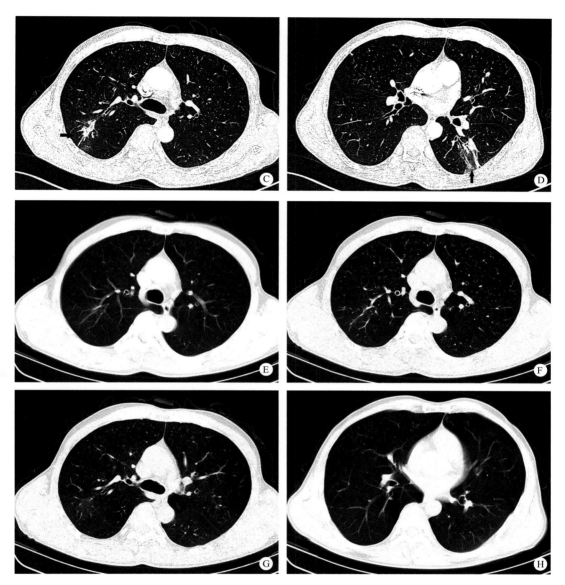

图 2-2-1　双肺细菌性肺炎

A~C. 治疗前，胸部 CT 肺窗示右肺上叶后段结节状密度增高影（→），大小约 2.8cm×2.3cm；D. 治疗前，胸部 CT 肺窗示左肺下叶背段胸膜下见条片状密度增高影（→）；E~H. 抗感染治疗 10 天后，胸部 CT 肺窗示病灶较前明显吸收

第二节　病毒性肺炎

病毒性肺炎 (virus pneumonia) 是由各种病毒感染引起的肺部炎症。该病呈暴发或散发流行，大多发生于冬春季节，常见病毒为流感病毒、腺病毒、副流感病毒、呼吸道合胞病毒和冠状病毒等，免疫功能低下者则容易感染巨细胞病毒、疱疹病毒和麻疹病毒。患者可同时感染多种病毒，常继发细菌感染，部分患者可继发真菌感染。单纯病毒性肺炎的病理

表现多为间质性肺炎，肺泡水肿，透明膜形成，可见病毒包涵体，病变吸收后可遗留肺纤维化。起病往往较急，发热、全身酸痛、乏力等症状较突出。小儿或老年人容易发展成重症病毒性肺炎，出现严重的呼吸困难、意识障碍且容易并发休克和多器官功能衰竭等。在影像学上，不同的病毒感染，X线征象存在差异，但是一般情况下大叶实变及胸腔积液不多见，常表现为磨玻璃阴影，小片状浸润或广泛浸润，病情严重者出现双肺弥漫性结节性浸润。以对症治疗为主，保持呼吸道通畅，部分患者早期抗病毒治疗有一定效果，合并细菌、真菌感染则给予相应治疗。

　　病例1　患者，男，29岁，因"发热伴咳嗽、咯血、气促1周"入院。1周前，患者因受凉后出现发热，最高体温40℃，畏寒、寒战，发热无明显规律，伴咳嗽，间断咳鲜红色脓血痰，5~10ml/d，活动后感胸闷、气促，无晕厥，无全身肌肉酸痛，无咽痛、流涕等不适，外院抗感染治疗（具体不详），症状无好转。病程中，精神、食欲欠佳，大小便正常，无体重下降。既往史无特殊。查体：体温37.4℃，脉搏95次/分，呼吸频率22次/分，血压110/70mmHg，口唇无发绀，咽充血，浅表淋巴结未触及肿大，颈静脉无怒张，胸廓对称，左下肺语颤稍增强，叩诊稍浊，双下肺可闻及湿啰音，未闻及干啰音，心脏、腹部查体无异常，双下肢无水肿。入院后行痰培养未检出病原体；呼吸道九联：腺病毒IgM抗体阳性；呼吸道分泌物病毒聚合酶链反应（PCR）检出腺病毒。给予抗病毒、人免疫球蛋白提高免疫力、化痰、对症治疗，病情好转出院。患者治疗前后影像学表现见图2-2-2。

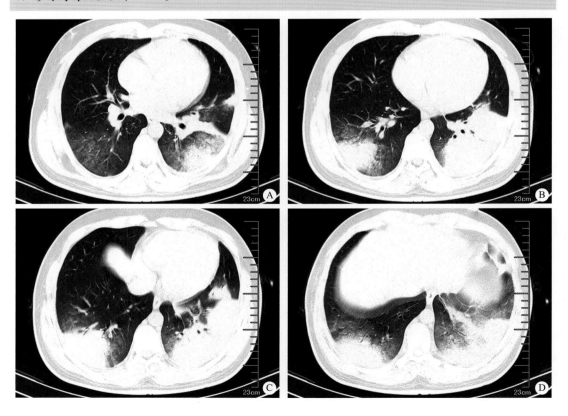

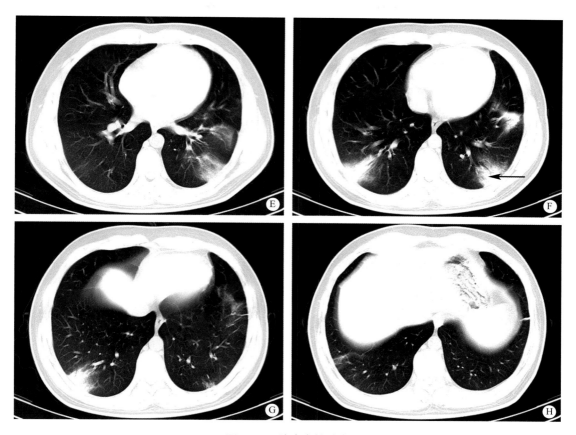

图 2-2-2 腺病毒性肺炎

A~D. 治疗前，胸部 CT 肺窗示双肺下叶、左肺上叶舌段大片密度增高影，提示渗出性、实变病灶；E~H. 治疗 1 周后复查，胸部 CT 肺窗示双肺下叶及左肺上叶下舌段多发斑片状密度增高影较前明显吸收，部分病灶内可见支气管充气征（→）

　　病例 2　患者，男，44 岁，因"发热伴咳嗽 5 天"入院。入院前 5 天，患者无明显诱因出现发热，体温最高达 39.5℃，畏寒、寒战，发热无明显规律，伴咳嗽，为干咳，偶有口干、口苦，无呼吸困难、胸痛、咯血、晕厥，无全身肌肉酸痛，无盗汗，外院抗感染治疗（具体不详），症状无缓解。病程中，精神、食欲欠佳，大小便正常，无体重下降。患者否认有禽类接触史，否认去过疫区，周围人群无急性发热病人。入院查体：体温 37.0℃，脉搏 93 次 / 分，呼吸频率 20 次 / 分，血压 113/67mmHg；口唇无发绀，浅表淋巴结未触及肿大，颈静脉无怒张，胸廓对称，双肺语颤无增强、减弱，叩诊清音，双肺呼吸音稍粗，左下肺可闻及少许湿啰音，未闻及哮鸣音，心率 93 次 / 分，律齐，腹部查体无异常，双下肢无水肿。痰培养未检出病原体。痰涂片未检出真菌、抗酸杆菌、放线菌等。云南省疾病预防控制中心 H1N1 检查：阳性。给予磷酸奥司他韦抗病毒、联合抗细菌及免疫支持对症治疗，病情好转出院。患者治疗前后影像学表现见图 2-2-3。

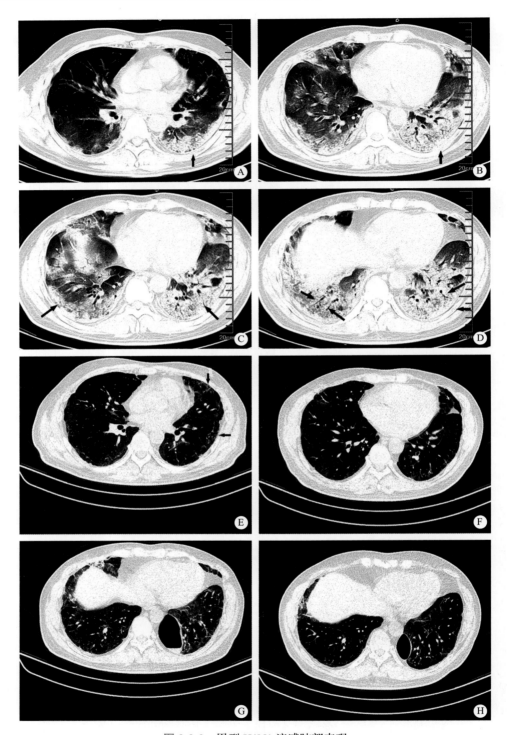

图 2-2-3　甲型 H1N1 流感肺部表现

治疗前，A~C.胸部 CT 肺窗示右肺中叶、左肺上叶舌段及两肺下叶大片密度增高影，提示渗出性、实变病灶（→）；D.部分病灶内可见支气管充气征（→）。E~H.治疗 2 周后复查，胸部 CT 肺窗示双肺病灶较前明显吸收，其中 E 示部分胸膜增厚、粘连、纤维化样改变（→）；G.左下肺呈空腔样改变（→）

第三节　肺　脓　肿

肺脓肿 (pulmonary abscess) 是由于各种病原体感染所引起的肺组织化脓性病变，肺组织坏死形成脓腔。病原体一般为上呼吸道和口腔的定植菌，吸入性肺脓肿多为厌氧菌，血源性肺脓肿以金黄色葡萄球菌、表皮葡萄球菌和链球菌常见。另外，某些细菌性肺炎、支气管病变、肺部邻近器官化脓性病变等均可导致继发性肺脓肿。病理主要表现为肺组织化脓性炎症、坏死，形成有气液平面的脓腔。临床特征为畏寒、高热，体温达 39～40℃，咳嗽，咳大量脓臭痰。典型的胸部 X 线片显示单发或多发的含气液平的空洞，脓腔内壁光整或略有不规则，慢性肺脓肿的脓腔壁厚，内壁不规则甚至呈多房性，周围纤维组织增生，邻近胸膜增厚粘连，纵隔可向患侧移位。治疗原则是抗感染和脓液引流。

1. 影像学

病例 1　患者，男，54 岁，因"咳嗽咳痰 4 年余，加重 2 个月，低热半个月"入院。4 年多前，患者无明显诱因出现咳嗽，咳少至中等量黄、白色黏痰，无咯血，无呼吸困难，无盗汗，于当地医院行抗感染治疗，症状可暂时缓解，但反复发作，自觉症状逐年加重。近 2 个月受凉后频繁咳嗽，自觉咳痰较前增多，每日痰量约 20ml，痰为黄绿色、腥臭味。近半个月以来清晨、午后出现低热，偶伴盗汗，体温波动在 37.5℃ 左右，无咯血，无胸痛、气促，于当地医院行抗感染治疗无好转。病程中，精神、食欲可，大小便正常，无明显体重下降。既往史无特殊。入院查体：体温 37.6℃，脉搏 88 次 / 分，呼吸频率 20 次 / 分，口唇无发绀，浅表淋巴结未触及肿大，颈静脉无怒张，胸廓对称，双肺呼吸音清，右侧中下肺可闻及少量湿啰音，未闻及干啰音，无胸膜摩擦音。心、腹（-）。双下肢无水肿。支气管镜检查提示右肺上叶后段化脓性感染。血常规示白细胞升高，中性为主。痰培养（-）。痰涂片未检出真菌、抗酸杆菌、诺卡菌、放线菌等。给予抗细菌感染、化痰、对症治疗，病情好转出院。患者影像学表现见图 2-2-4。

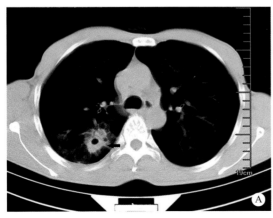
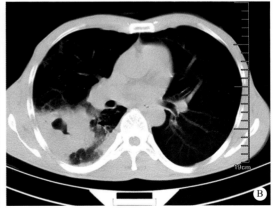

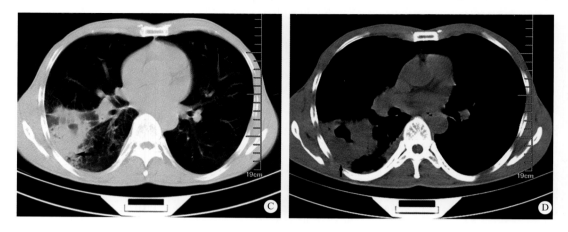

图 2-2-4　右肺上叶肺脓肿（pulmonary abscess in right lung superior lobe）

胸部 CT 肺窗（A~C）及纵隔窗（D）示右肺上叶后段可见厚壁空洞，周围大片渗出性及实变病灶（→）

病例 2　患者，男，52 岁，因"咳嗽、咳痰伴发热 20 余天"入院。入院前 20 余天，患者无明显诱因出现畏寒发热，体温最高达 40℃左右，发热无明显规律，伴寒战，咳大量黄色脓痰（量不详），活动时感气促，感头昏、四肢乏力，时有黑蒙，无咯血、胸痛、晕厥，无纳差、盗汗。外院给予抗感染治疗，症状无缓解。病程中，精神、食欲可，大小便正常，无明显体重下降。既往史无特殊。入院查体：体温 38.6℃，脉搏 106 次/分，呼吸频率 22 次/分，口唇无发绀，浅表淋巴结未触及肿大，颈静脉无怒张，胸廓对称，双肺呼吸音清，右肺可闻及湿啰音，未闻及干啰音，无胸膜摩擦音。心、腹（－）。双下肢无水肿。血常规示白细胞升高，以中性粒细胞为主。痰培养（－）。痰涂片未检出真菌、抗酸杆菌、诺卡菌、放线菌等。给予抗细菌感染、化痰、对症治疗，病情好转出院。患者影像学表现见图 2-2-5。

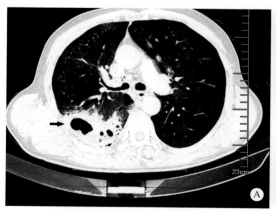
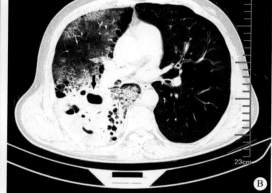

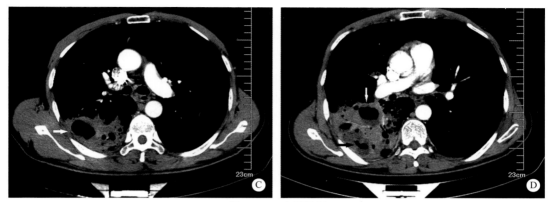

图 2-2-5　右肺脓肿

胸部 CT 肺窗（A、B）及纵隔窗（C、D）示右侧胸廓稍塌陷，右肺大片渗出性、实变灶，右肺下叶尚可见多发空洞，其内见气液平（→）

2. 病理学（图 2-2-6）

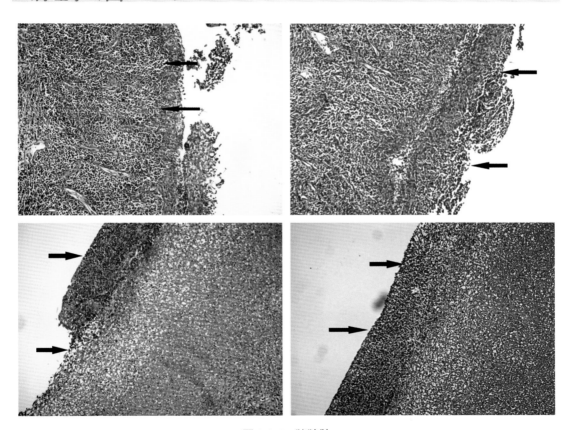

图 2-2-6　肺脓肿

显微镜下示脓肿壁为炎性肉芽组织，腔内见大量化脓性炎性渗出物（→）（100×）

第四节　肺　结　核

　　肺结核（pulmonary tuberculosis）是结核分枝杆菌感染引起的肺部传染性疾病。2010 年全国第五次结核病流行病学调查显示，我国肺结核的患病率为 459/10 万，全国有活动性肺结核大约 499 万。肺结核的基本病理变化是炎性渗出、增生和干酪样坏死，肺组织破坏与修复常同时进行，三种病理变化多同时存在，常形成肉芽肿，干酪样坏死是其特征性改变。常见症状是咳嗽咳痰，容易咯血甚至大咯血，可出现胸痛、呼吸困难，部分患者有乏力、盗汗、食欲减退和体重减轻等结核中毒症状。肺结核病变多发生在上叶尖后段和下叶背段，典型继发性肺结核的影像学特征表现为"三多三少"，即多形态、多部位、多钙化和少肿块、少堆聚、少增强。多形态指多种形态的病灶混合在一起，例如结节、空洞、实变、条索状阴影；多部位指肺结核常常侵犯多个肺叶或者肺段；多钙化指肺结核容易形成钙化；少肿块指肺结核很少表现为肿块；少堆聚指肺结核的结节一般不会堆积在一起；少增强指肺结核病灶一般强化不明显。血行播散型肺结核则表现为双肺大小、密度和分布三均匀的粟粒状结节影，结节直径 2mm 左右。结核球则表现为结节，多小于 3cm，内有钙化灶或形成空洞，常有卫星灶。确诊需要痰培养检测到结核分枝杆菌。治疗主要是抗结核药物治疗，疗程一般 6 个月。

1. 影像学

　　病例 1　患者，男，41 岁，因"反复咳嗽、咳痰 2 年"入院。2 年来，患者无明显诱因反复出现咳嗽，咳少量黄、白色黏痰，无发热、咯血、纳差、乏力、盗汗、胸痛、呼吸困难等不适。病程中，精神、食欲可，大小便正常，无明显体重下降。入院查体：体温 36.8℃，脉搏 80 次 / 分，呼吸频率 18 次 / 分，口唇无发绀，浅表淋巴结未触及肿大，颈静脉无怒张，胸廓对称，双肺语颤无增强、减弱，叩诊清音，双肺呼吸音清，未闻及干、湿啰音，无胸膜摩擦音。心、腹（－）。双下肢无水肿。血常规示白细胞不高，无贫血。痰培养（－）。痰涂片未检出真菌、放线菌等。肺病理活检：慢性肉芽肿性炎伴坏死，多考虑结核。痰抗酸杆菌（＋）。给予"异烟肼 + 利福平 + 吡嗪酰胺 + 乙胺丁醇"四联抗结核治疗，症状缓解，病情好转。患者影像学表现见图 2-2-7。

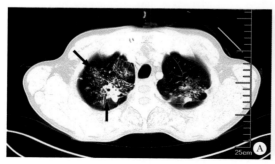
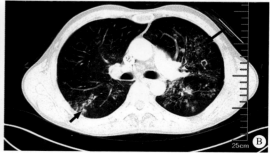

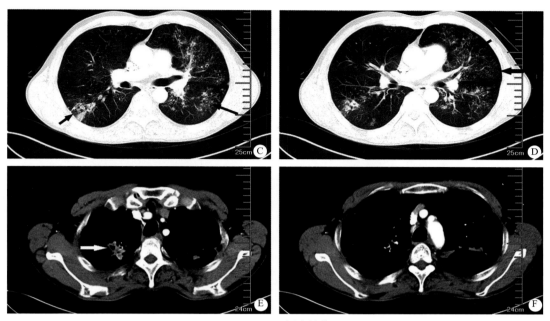

图 2-2-7　双侧肺结核

A~D. 胸部 CT 肺窗示双肺多发粟粒状阴影，散在斑片状阴影，条索影（→）；E、F. 胸部增强 CT 纵隔窗示病灶不均匀强化，可见空洞（→）

　　病例 2　患者，男，66 岁，因"反复发热 20 余天"入院。入院前 20 余天，患者无明显诱因出现发热，最高体温 39℃，无畏寒、寒战，偶伴有咳嗽，咳少量白色黏痰，感乏力，无纳差、盗汗、咯血、胸痛、呼吸困难等。病程中，精神、食欲可，大小便正常，体重下降约 3kg。既往体健。入院查体：体温 36.8℃，脉搏 82 次 / 分，呼吸频率 20 次 / 分，口唇无发绀，浅表淋巴结未触及肿大，颈静脉无怒张，胸廓对称，双肺语颤无增强、减弱，叩诊清音，双肺呼吸音清，未闻及干、湿啰音，无胸膜摩擦音。心、腹（－）。双下肢无水肿。支气管镜刷片检出抗酸杆菌（＋），行肺活检，病理：慢性肉芽肿性炎伴炎症坏死，考虑结核。给予"异烟肼＋利福平＋吡嗪酰胺＋乙胺丁醇"四联抗结核治疗，症状缓解，病情好转。患者影像学表现见图 2-2-8。

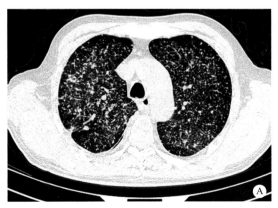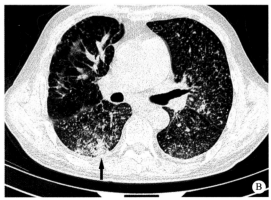

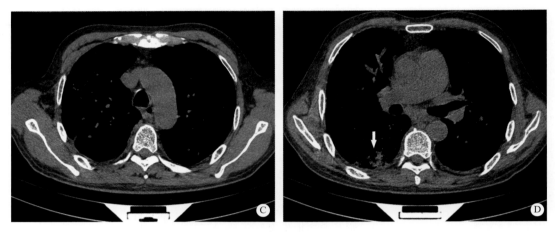

图 2-2-8　双侧肺结核

A、B.胸部 CT 肺窗示双肺弥漫分布的粟粒状、小结节状阴影，散在小斑片状阴影（→）；C、D.胸部 CT 平扫纵隔窗可见散在结节影，实变影（→）

　　病例 3　患者，女，25 岁，因"查体发现右上肺占位 10 月余"入院。入院前 10 个月，查体发现右上肺占位，无不适，未治疗。既往体健。入院查体：生命体征正常，口唇无发绀，浅表淋巴结未触及肿大，双肺呼吸音清，未闻及干、湿啰音，无胸膜摩擦音。心、腹（－），双下肢无水肿。血常规正常。痰抗酸杆菌（－）。行肺活检，病理：慢性肉芽肿性炎伴干酪样坏死，多系结核。给予抗结核治疗，复查病灶较前明显吸收。患者影像学表现见图 2-2-9。

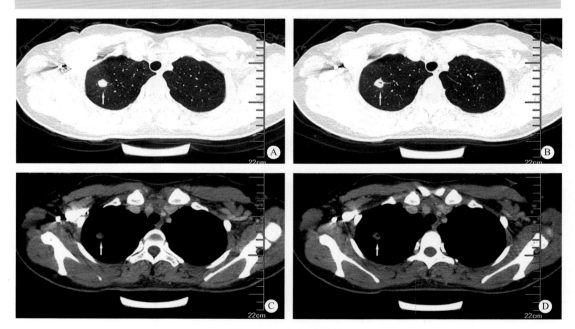

图 2-2-9　右上肺结核

A、B.胸部 CT 肺窗示右肺上叶厚壁空洞影（→）；C、D.胸部增强 CT 纵隔窗示病灶边缘轻度强化，空洞壁尚光滑（→）

　　病例4　患者，女，66岁，因"咳嗽、咳痰4个月"入院。入院前4个月，患者无明显诱因出现咳嗽，偶有痰中带血，血少痰多，暗红色，无纳差、乏力、盗汗，无胸痛、呼吸困难等不适。病程中，精神、食欲可，大小便正常，体重下降约2kg。既往体健。入院查体：生命体征正常，口唇无发绀，浅表淋巴结未触及肿大，双肺呼吸音清，未闻及干、湿啰音，无胸膜摩擦音，心、腹（−），双下肢无水肿。血常规正常。痰涂片未检出真菌、抗酸杆菌。行肺活检，病理：慢性肉芽肿性炎，多系结核。抗结核治疗，症状好转。患者影像学表现见图2-2-10。

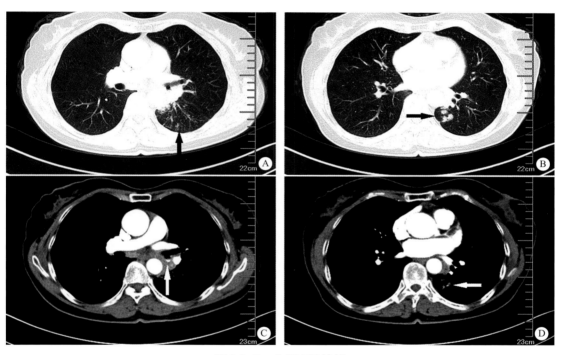

图 2-2-10　左肺下叶结核

A. 胸部CT肺窗示左肺下叶背段散在粟粒状阴影（→）；B. 胸部CT肺窗示左肺下叶多发结节影（→）；C. 胸部增强CT纵隔窗示左肺下叶背段支气管闭塞（→）；D. 胸部增强CT纵隔窗示左肺下叶多发结节影，不均匀强化（→）

　　病例5　患者，男，48岁，因"发现肺部阴影半个月"入院。半个月前，患者因"血压升高"到当地医院检查发现"肾衰竭"，随即入院治疗，住院期间行胸部CT发现"右肺尖占位"，无发热，无呼吸道症状。病程中，精神、食欲可，大小便正常，体重减轻约5kg。既往患高血压、糖尿病6年余；有胆结石、胆囊息肉、甲状腺结节病史，无乙肝、结核等病史。血常规示白细胞水平不高。痰涂片未检出真菌、抗酸杆菌、放线菌等。病理检查：伴有干酪样坏死的上皮细胞性肉芽肿性炎，PCR检测发现结核杆菌DNA片段。抗结核治疗，病情好转。患者影像学表现见图2-2-11。

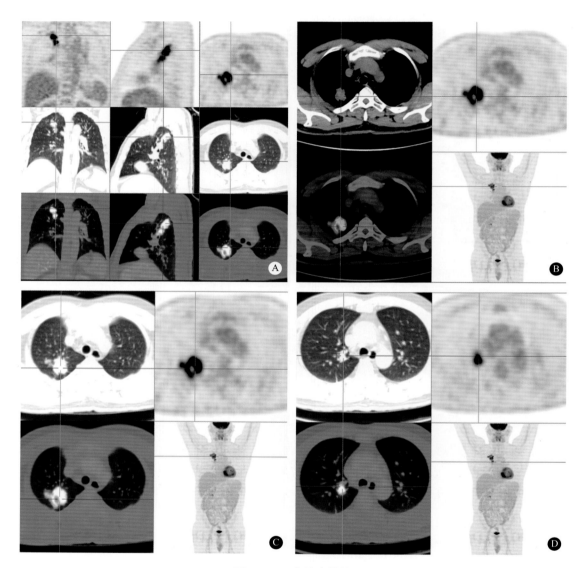

图 2-2-11　右肺尖结核

A. 胸部 PET/CT 示右肺尖大小约 3.3cm×2.4cm×3.5cm 软组织团块影，呈分叶状，病灶旁见多发小结节影，放射性分布不均匀异常浓聚，SUV_{max} 范围为 5.6~10.6；B、C. 胸部 PET/CT 示右肺尖病灶内下方支气管旁近肺门区大小约 2.3cm×1.4cm 结节影，放射性分布异常浓聚，SUV_{max} 9.6；D. 胸部 PET/CT 示右肺门区及纵隔（4R 区）多发淋巴结，延迟扫描示放射性分布较浓聚，SUV_{max} 3.3

2. 病理学（图 2-2-12）

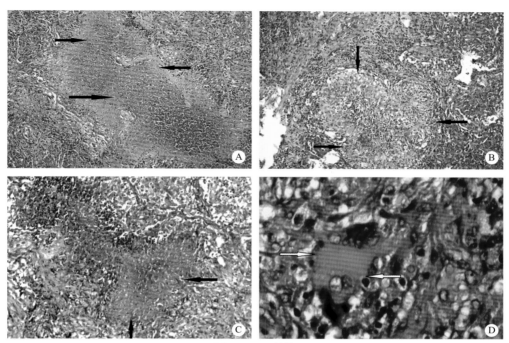

图 2-2-12　结核

低倍及中倍显微镜下示多个结核性肉芽肿，结节中央干酪样坏死，周围类上皮细胞聚集，高倍显微镜下可见朗汉斯巨细胞(→)。
A、B. 100×；C. 200×；D. 400×

第五节　非结核分枝杆菌感染

　　非结核分枝杆菌 (nontuberculous mycobacteria，NTM) 是分枝杆菌属内除结核分枝杆菌和麻风分枝杆菌以外的其他分枝杆菌。除肺脏外，NTM 尚可侵犯淋巴结、骨关节、皮肤软组织等组织器官，可引起全身播散性疾病。近年来，NTM 病呈快速增多趋势。NTM 肺病最为常见，主要菌种有鸟胞内分枝杆菌复合菌组、脓肿分枝杆菌和偶发分枝杆菌。常常发生于已有肺部基础疾病的患者，例如慢性阻塞性肺疾病、支气管扩张、尘肺等。NTM 病的病理表现与结核十分相似，鉴别困难，主要区别为 NTM 病机体组织反应较弱，干酪样坏死相对较少。NTM 肺病的临床表现也与肺结核相似，全身中毒症状等较肺结核轻，常表现为慢性肺部疾病的恶化，发病缓慢。影像学表现亦与肺结核类似，病变多累及上叶尖段和前段，表现为渗出性病变，单发或多发的薄壁空洞，纤维硬结灶及胸膜渗出相对少见，通常多种形态的病变混杂存在，可有支气管扩张、树芽征、磨玻璃影及纤维条索影等。确诊需要结合病原学检查。治疗主要是抗感染，应尽可能根据药敏试验结果和既往用药史，选择多种药物联合治疗，疗程宜长，强化期一般 6~12 个月，巩固期 12~18 个月。

病例　患者，女，24 岁，因"咳嗽咳痰伴发热 9 天，气促 1 天"入院。入院前 9 天，患者无明显诱因出现咳嗽，咳少量白色黏痰，伴发热，体温最高 39℃ 左右，发热无规律，无畏寒、寒战，无胸痛、咯血，无全身肌肉酸痛、流涕、咽痛、盗汗等。1 天前感气促，无夜间阵发性呼吸困难。病程中，精神、食欲欠佳，大小便正常，无体重下降。既往史：1 年前曾在当地医院诊断为"肺结核"，"痰检查到抗酸杆菌"，给予规律抗结核治疗（具体不详）。查体：体温 39.4℃，脉搏 120 次 / 分，血压 110/42mmHg，呼吸频率 32 次 / 分；一般情况差，神志清楚，精神欠佳，急性病容，口唇无发绀，浅表淋巴结未触及肿大，颈静脉无怒张，右肺呼吸音粗，左肺呼吸音稍低，双肺未闻及明显干、湿啰音，心、腹（－），双下肢无水肿。支气管镜刷片抗酸杆菌（＋），PCR 示龟分枝杆菌及堪萨斯分枝杆菌（＋）。患者影像学表现见图 2-2-13。

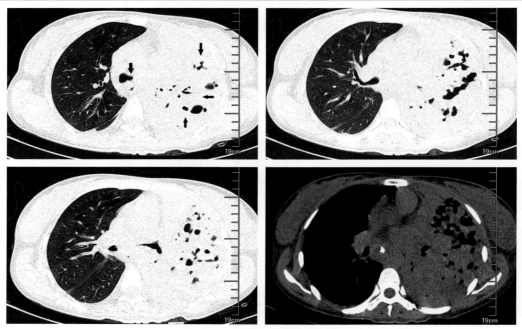

图 2-2-13　非结核分枝杆菌感染

胸部 CT 示左主支气管及各叶段支气管节段性狭窄、闭塞，左肺呈片状致密影，局部见"空气支气管征"及空洞影（→）

第六节　肺真菌感染

（一）肺曲霉病

肺曲霉病 (pulmonary aspergillosis) 是由曲霉感染引起的肺部感染性疾病，病原体主要是烟曲霉，主要见于免疫功能低下的患者。病理表现为组织坏死、化脓性炎症，可形成慢性肉芽肿，可见锐角分支分隔无色素沉着的菌丝，直径 2~4μm，可有坏死性血管炎及血栓、菌栓等。侵袭性肺曲霉病是最常见的类型，常见症状是干咳、胸痛，部分患者咯血，病情进展则出现呼吸困难，影像学常无特异性，早期有晕轮征，后期形成的新月体征特异性较高。治疗主要是抗真菌。曲霉在慢性肺部疾病原有的空腔内繁殖可形成曲霉球，常反复咯血，影像学表现为原有的慢性空洞内随体位改变可移动的团球影，治疗困难，危及生命的大咯血需要手术切除病灶。

1. 影像学

　　病例 1　患者，男，26 岁，因"反复咯血 1 年余"入院。1 年来，患者间断咯血，咯血量最多约 30ml/d，呈暗红色，血多痰少，偶尔咳嗽，咳少量黄白色黏痰，无胸痛、呼吸困难、晕厥、双下肢水肿等。病程中，精神、食欲可，大小便正常，无体重下降。既往曾患"肺结核"，抗结核 1 年半后停药（具体不详）。入院查体：生命体征正常，口唇无发绀，浅表淋巴结未触及肿大，颈静脉无怒张，双肺呼吸音清，左下肺可闻及少量湿啰音，双肺未闻及干啰音，无胸膜摩擦音。心、腹（－）。双下肢无水肿。血常规示白细胞不高。痰培养（－）。痰涂片未检出细菌、真菌、抗酸杆菌及诺卡菌等。放线菌外科肺叶切除，病理：曲霉感染。患者影像学表现见图 2-2-14。

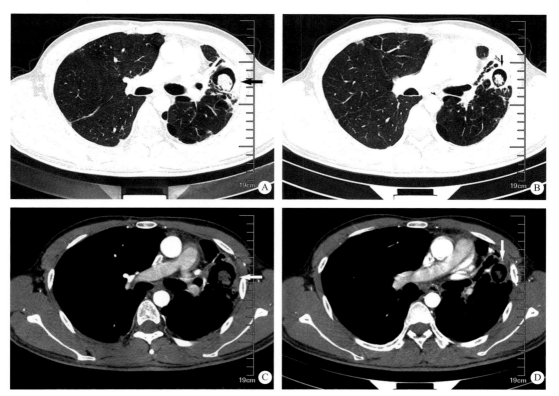

图 2-2-14　左肺上叶前段肺曲霉病

胸部 CT 肺窗（A、B）及纵隔窗（C、D）示左肺上叶前段一薄壁空洞影，其内见一结节状高密度影，呈星星月征（→）

　　病例 2　患者，女，53 岁，因"发现左上肺占位 1 月余"入院。1 个多月前，患者查体发现"左上肺占位"，无发热，无呼吸道症状。病程中，精神、食欲好，大小便正常，近期体重减轻 3kg。既往体健。入院查体：生命体征正常，口唇无发绀，浅表淋巴结未触及肿大，颈静脉无怒张，双肺呼吸音清，双肺未闻及干、湿啰音，无胸膜摩擦音。心、腹（－）。双下肢无水肿。血常规示白细胞正常。痰培养（－）。痰涂片未检出细菌、真菌、抗酸杆菌等。外科肺叶切除，病理：曲霉感染。患者影像学表现见图 2-2-15。

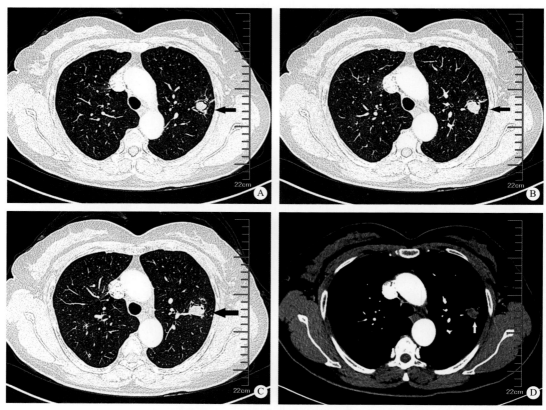

图 2-2-15　左肺上叶尖后段肺曲霉病

A～C. 胸部 CT 肺窗示左肺上叶尖后段空腔内类圆形致密影，边缘清楚，与腔壁之间有空隙（→）；D. 胸部 CT 纵隔窗示增强扫描病灶不均匀轻度强化（→）

　　病例 3　患者，女，42 岁，因"间断痰中带血半年"入院。半年来，患者无明显诱因反复咳嗽，痰中带血，量少，无发热、胸痛、呼吸困难，无纳差、乏力、盗汗。病程中，精神、食欲可，大小便正常，无体重下降。既往史无特殊。查体：生命体征正常，口唇无发绀，浅表淋巴结未触及肿大，颈静脉无怒张，右肺语颤减弱，双肺呼吸音低，双肺未闻及干、湿啰音，心脏、腹部查体无异常，双下肢无水肿。血常规示白细胞不高。痰培养（－）。痰涂片未检出真菌、抗酸杆菌等。外科肺叶切除，病理：曲霉感染。患者影像学表现见图 2-2-16。

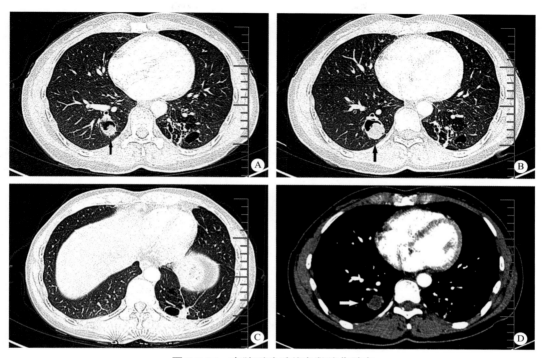

图 2-2-16 右肺下叶后基底段肺曲霉病

A~C.胸部 CT 肺窗示右肺下叶后基底段空洞影，局部边缘毛糙，其内可见软组织结节影，并见"新月"征改变（→）；D.胸部 CT 纵隔窗示增强扫描病灶边缘可见轻度强化（→）

2.病理学（图 2-2-17）

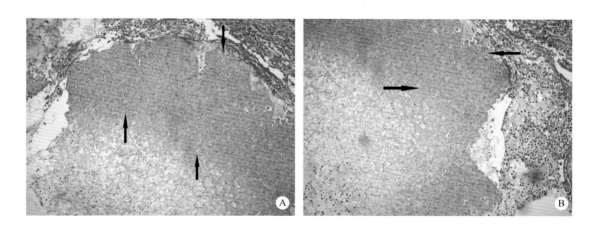

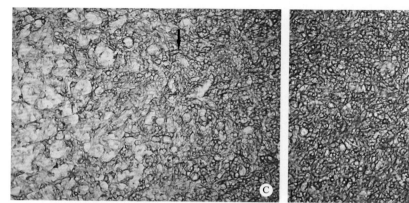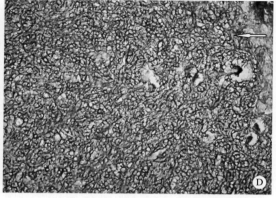

图 2-2-17　肺曲霉病

A、B. 低倍显微镜下可见大量曲霉菌菌丝；C、D. 高倍显微镜下见菌丝呈锐角分支（→）。A、B. 100×；C、D. 400×

（二）肺毛霉菌病

毛霉菌属于接合菌，为条件致病菌，主要感染免疫功能低下者。肺毛霉菌病（pulmonary mucormycosis）是一种罕见但死亡率极高的真菌感染性疾病。临床表现主要为发热、咳嗽、咯血等，可有胸痛、呼吸困难。影像学表现为渗出、实变影，可形成空洞，也可表现为结节、肿块、晕轮征，增强扫描边缘强化征、新月征对诊断有帮助，胸腔积液相对少见。确诊有赖于病理检查，镜下见大量坏死组织，毛霉菌丝粗大，有明显呈直角的菌丝，分枝少。治疗主要依靠两性霉素 B 抗真菌，条件允许亦可考虑手术切除病灶。

1. 影像学

病例 1　患者，男，54 岁，因"咳嗽、发热 20 余天"入院。入院前 20 余天，患者无明显诱因出现咳嗽，咳少量黄色黏痰，伴发热，体温不详，发热无明显规律，无畏寒、寒战，无胸痛、咯血、呼吸困难等不适，无纳差、乏力、盗汗，无晕厥，无全身肌肉酸痛。外院抗感染治疗（具体用药情况不详）后体温降至正常，但复查胸部 CT 提示肺部病灶明显进展，空洞形成。病程中，精神、食欲欠佳，大小便正常，无体重下降。既往有"糖尿病"史。查体：体温 36.5℃，脉搏 96 次 / 分，血压 156/113mmHg，呼吸频率 20 次 / 分，未吸氧状态下 SaO_2 82%，一般情况欠佳，神志清楚，口唇肢端发绀，浅表淋巴结未触及肿大，颈静脉无怒张，胸廓正常，双肺呼吸音稍低，双肺可闻及少量湿啰音，未闻及哮鸣音，心、腹（−），无杵状指。痰培养（−）。痰涂片未检出真菌、抗酸杆菌、诺卡菌、放线菌等。纤维支气管镜下肺活检，病理：毛霉菌感染。给予两性霉素 B 抗真菌治疗，症状好转。患者影像学表现见图 2-2-18。

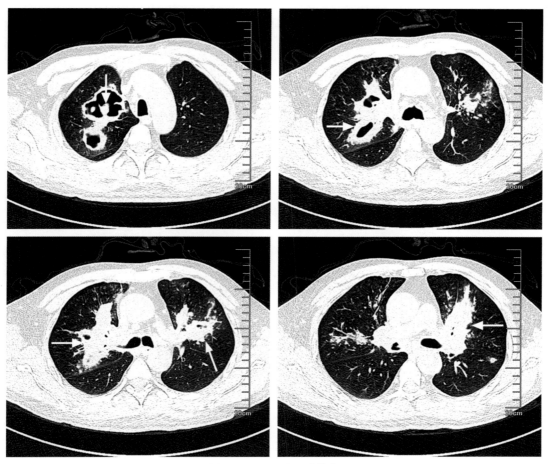

图 2-2-18 双肺毛霉菌病

胸部 CT 肺窗示右肺上叶多发斑片状密度增高影（→），局部内可见厚薄不均匀空洞，洞内可见结节（→）；左肺上叶支气管开口处管腔狭窄，左肺上叶见片状密度增高影（→）

病例 2 患者，女，27 岁，因"咳嗽咳痰伴活动后气促 20 余天，发热 1 周"入院。入院前 20 余天，患者无明显诱因出现咳嗽，咳少量黄色黏痰，活动后气促，无夜间阵发性呼吸困难，无双下肢水肿，无咯血、胸痛、晕厥。1 周前，患者无明显诱因出现发热，体温不详，发热无明显规律，无畏寒、寒战，外院抗感染治疗（具体不详），症状无缓解。病程中，精神、食欲欠佳，大小便正常，体重下降大约 2kg。既往体健。查体：生命体征正常，一般情况欠佳，神志清楚，口唇肢端无发绀，浅表淋巴结未触及肿大，颈静脉无怒张，胸廓正常，双肺呼吸音清，双肺未闻及干、湿啰音，心、腹（-），无杵状指。痰培养（-）。痰涂片未检出真菌、抗酸杆菌、诺卡菌等。纤维支气管镜下肺活检，病理：毛霉菌感染。给予两性霉素 B 抗真菌治疗，症状好转。患者影像学表现见图 2-2-19。

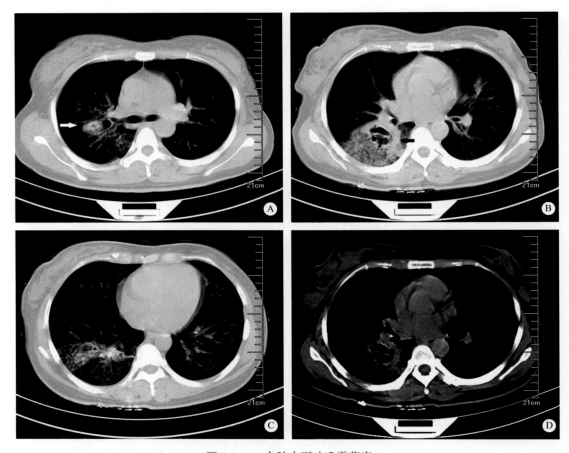

图 2-2-19   右肺中下叶毛霉菌病

胸部 CT 肺窗（A~C）及纵隔窗（D）示右肺中下叶大片致密影，伴厚壁空洞及支气管充气征（→）

2. 病理学（图 2-2-20）

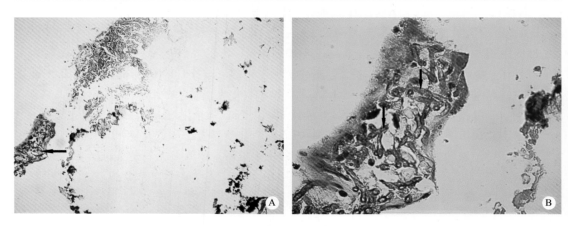

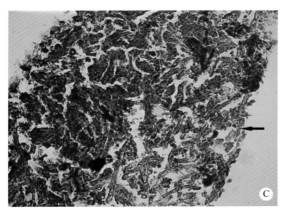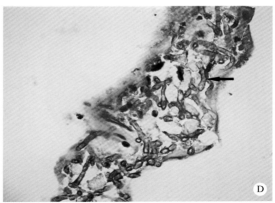

图 2-2-20　肺毛霉菌病

显微镜下示毛霉菌丝粗大，分支少（→）。A. 100×；B~D. 400×

（三）肺隐球菌病

隐球菌属在真菌分类学上属隐球酵母科，引起人类感染的隐球菌主要是新生隐球菌和格特隐球菌。隐球菌可以感染人体的任何组织器官，最常见的部位是中枢神经系统，其次为肺部和皮肤，免疫功能正常人群亦可感染。肺隐球菌病（pulmonary cryptococcosis）为隐球菌感染引起的肺真菌病。肺隐球菌病的临床表现无特异性，免疫功能正常者常无症状，或轻微咳嗽咳痰，免疫功能低下特别是艾滋病患者，临床症状重，有高热、呼吸困难等症状，可发展为急性呼吸衰竭，如不及时治疗病死率较高。影像学表现常无特异性，可表现为单发或多发结节块状影，可有毛刺、分叶，或形成空洞，亦可表现为片状浸润影和弥漫性混合病变，典型患者病灶位于下肺，靠近胸膜，伴有晕征。确诊有赖于病理检查发现隐球菌或肺组织培养发现隐球菌。以抗真菌治疗为主，内科治疗不佳则考虑手术切除。

1.影像学

病例 1　患者，男，57 岁，因"左侧胸痛 2 月余"入院。入院前 2 个多月，患者无明显诱因出现左侧胸痛，与活动、呼吸无关，疼痛可忍受，无发热、咳嗽、纳差、乏力、盗汗、呼吸困难等症状。病程中，精神、食欲好，大小便正常，无体重下降。既往史无特殊。入院查体：体温 36.8℃，脉搏 88 次 / 分，血压 144/95mmHg，呼吸频率 20 次 / 分，口唇无发绀，浅表淋巴结未触及肿大，颈静脉无怒张，胸廓对称，左侧语颤稍减弱，双肺叩诊清音，右肺呼吸音清，左侧呼吸音稍低，双肺未闻及干、湿啰音，无胸膜摩擦音。心、腹（－）。双下肢无水肿。血常规正常。外科肺活检，病理：隐球菌感染。患者影像学表现见图 2-2-21。

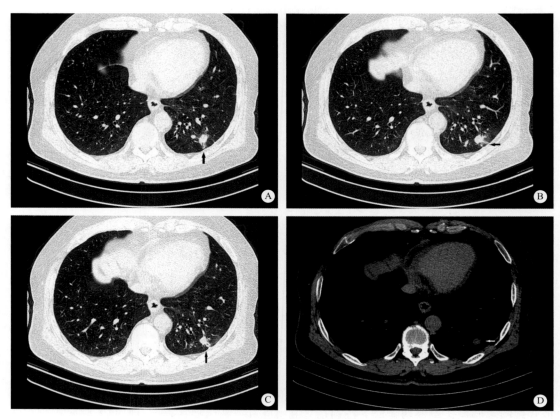

图 2-2-21　左肺下叶隐球菌病

A~C. 胸部 CT 肺窗示左肺下叶后基底段多发结节状密度增高影，病灶形态欠规整，周围可见小毛刺征象（→），较大者直径约 14mm；D. 胸部 CT 纵隔窗示结节显示

　　病例 2　患者，男，59 岁，因"反复胸闷、胸痛 5 月余"入院。入院前 5 个多月，患者无明显诱因出现胸闷胸痛，与活动、呼吸无关，胸痛可忍受，偶尔咳嗽，咳白色黏稠痰，无发热、咯血、纳差、乏力、盗汗、呼吸困难等症状。病程中，精神、食欲好，大小便正常，无体重下降。既往有"高血压"病史 10 余年；发现"血糖增高"2 个月。入院查体：生命体征正常，口唇无发绀，浅表淋巴结未触及肿大，颈静脉无怒张，胸廓对称，双肺语颤无增强、减弱，叩诊清音，双肺呼吸音清，未闻及干、湿啰音，无胸膜摩擦音。心、腹（-）。双下肢无水肿。血常规正常。外科肺活检，病理：隐球菌感染。患者影像学表现见图 2-2-22。

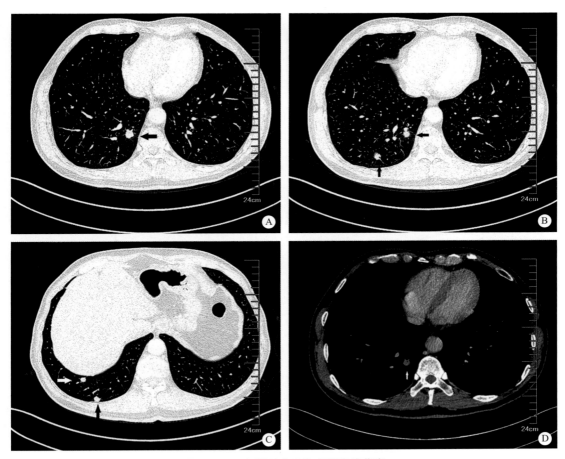

图 2-2-22 右肺下叶后基底段隐球菌病

A~C. 胸部 CT 肺窗示右肺下叶后基底段结节影（→），直径约 1.3cm，边缘毛刺，散在分布大小不等结节影；D. 胸部 CT 纵隔窗示增强扫描不均匀强化（→）

　　病例 3　患者，女，39 岁，因"咳嗽伴胸痛 2 个月"入院。入院前 2 个月，患者无明显诱因出现咳嗽，咳少量白色黏痰，感胸痛，与活动、呼吸无关，胸痛可忍受，无发热、咯血、纳差、乏力、盗汗、呼吸困难等症状。病程中，精神、食欲可，大小便正常，无体重下降。既往有"高血压"病史 5 年。入院查体：体温 36.5℃，脉搏 80 次 / 分，血压 115/78mmHg，呼吸频率 20 次 / 分，口唇无发绀，浅表淋巴结未触及肿大，颈静脉无怒张，胸廓对称，双肺语颤无增强、减弱，叩诊清音，双肺呼吸音清，未闻及干、湿啰音，无胸膜摩擦音。心、腹（－）。双下肢无水肿。痰培养（－）。痰涂片未检出真菌、抗酸杆菌、放线菌等。血常规正常。经纤维支气管镜肺活检，病理：隐球菌感染。给予氟康唑抗真菌治疗，病情好转。患者影像学表现见图 2-2-23。

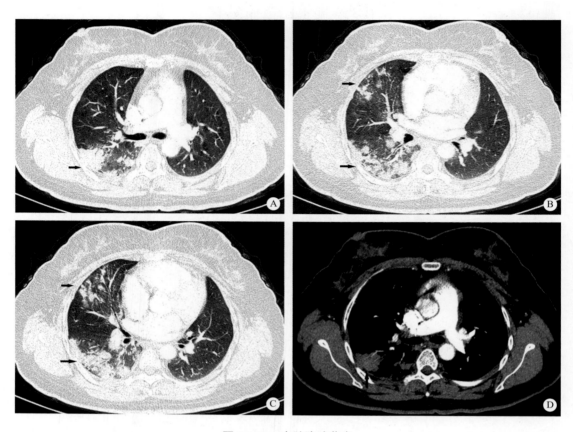

图 2-2-23　右肺隐球菌病

A~C. 胸部 CT 肺窗示双肺纹理增多，右肺多发片状、结节状高密度影（→）；D. 胸部 CT 纵隔窗示病灶明显强化（→）

2. 病理学（图 2-2-24）

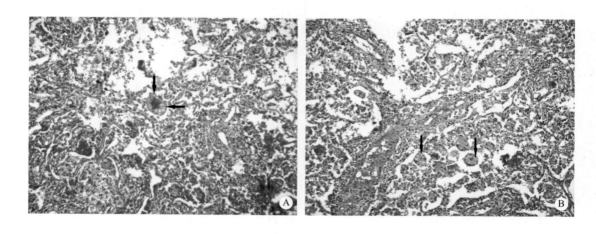

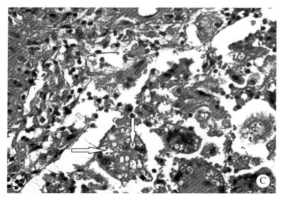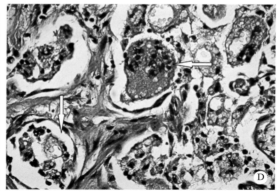

图 2-2-24　隐球菌病

显微镜下示病变呈肉芽肿性炎症改变，大量多核巨细胞浸润，胞质内吞噬大量隐球菌孢子（→）。A、B. 100×；C. 200×；D. 400×

（四）肺孢子菌肺炎

肺孢子菌引起的肺部感染称为肺孢子菌肺炎 (pneumocystis pneumonia，PCP)，是免疫功能低下患者最常见的机会性感染疾病。病理表现为肺间质充血水肿、肺泡间隔增宽，以及淋巴细胞、巨噬细胞和浆细胞等炎症细胞浸润，亦可见嗜酸性粒细胞和中性粒细胞等。PCP 潜伏期一般为 2 周，AIDS 患者潜伏期约 4 周。临床表现有纳差、体重减轻以及干咳、发热、呼吸困难等。特点为症状和体征分离，即症状重但体征常不明显。影像学早期典型改变为双肺门周围弥漫渗出性改变，呈网格状和小结节状阴影，可迅速进展为蝶状影，CT 检查可有支气管充气征、磨玻璃影及多发气囊。治疗首选复方磺胺甲𫫇唑。

> **病例**　患者，男，52 岁，因"气促伴咳嗽、咳痰 2 个月"入院。入院前 2 个月，患者无明显诱因出现气促，活动后明显，无夜间阵发性呼吸困难，伴咳嗽，咳少量白色黏痰，无发热、咯血、纳差、乏力、盗汗等症状。外院抗感染治疗，症状无缓解。病程中，精神、食欲可，大小便正常，体重下降大约 5kg。既往史：疾病预防控制抗 HIV（+）。入院查体：体温 36.8℃，脉搏 99 次 / 分，血压 112/75mmHg，呼吸频率 26 次 / 分；吸入空气下 SPO$_2$ 49%，神志清楚，口唇肢端发绀，口腔见较多白色假膜附着，浅表淋巴结未触及肿大，颈静脉无怒张，胸廓对称，双肺语颤无增强、减弱，双肺呼吸音粗双肺散在少量湿啰音及哮鸣音，无胸膜摩擦音。心、腹（-）。双下肢无水肿。痰培养（-）。痰涂片未检出抗酸杆菌、放线菌等。血常规正常。给予复方磺胺甲𫫇唑治疗，症状减轻。患者影像学表现见图 2-2-25。

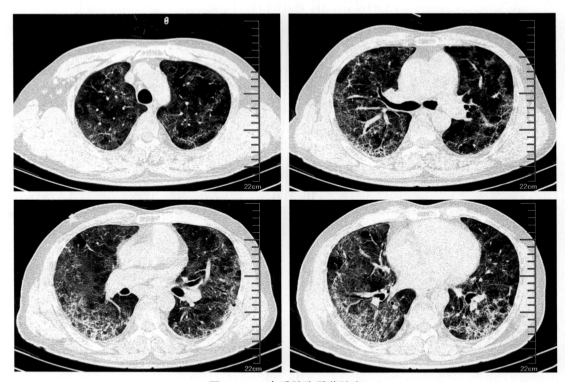

图 2-2-25　卡氏肺孢子菌肺炎

胸部 CT 窗示胸廓对称，双肺支气管血管束增多、紊乱，部分呈网格样改变，边缘模糊，周围多发斑片状高密度影

第七节　寄生虫感染

　　许多寄生虫可在人体肺部寄生引起肺寄生虫病（parasitic disease of lung），其发病机制为寄生虫直接侵犯致病，或为过敏反应，常见的有肺包虫病、吸虫病、血吸虫病、阿米巴病、弓形体病、线虫病等。肺包虫病为多房棘球绦虫或细粒棘球绦虫的幼虫在肺内寄生所致，多见于畜牧地区，人畜共患，潜伏期长，一般感染后 5 年左右发病。幼虫进入肺内发育，周围有大量嗜酸性粒细胞和巨噬细胞浸润，病理改变除囊肿本身外，主要为囊肿对肺组织的机械性压迫，使周围肺组织纤维化、淤血、萎缩等。早期一般无明显症状，随着囊肿增大压迫肺组织或并发炎症等，可出现相应的临床症状。囊肿破裂与支气管相通时可咳粉皮样痰，对诊断帮助较大。血嗜酸性粒细胞常增加。影像学表现：早期囊肿直径在1cm 以下时，仅见边缘模糊的斑片状阴影，直径 >2cm 时可见类圆形阴影，轮廓清晰、边缘锐利，密度低而均匀；囊破裂可出现新月形影，内囊塌陷则可出现具有诊断价值的水上浮莲征；囊肿破入胸腔则形成胸腔积液或液气胸。药物治疗为辅助手段，根治本病主要依靠外科手术。

1. 影像学

　　病例　患者，男，14岁，因"发现右上肺占位1年余"入院。1年前查体发现"右上肺占位"，无发热，无呼吸道症状，门诊随诊，复查CT提示"占位逐渐增大"。病程中，精神、食欲可，大小便正常，无体重下降。既往史无特殊。入院查体：生命体征正常，口唇无发绀，浅表淋巴结未触及肿大，颈静脉无怒张，胸廓对称，双肺语颤无增强、减弱，叩诊清音，双肺呼吸音清，未闻及干、湿啰音，无胸膜摩擦音。心、腹（-）。双下肢无水肿。血常规正常。外科手术切除病灶，病理：肺包虫病。患者影像学表现见图2-2-26。

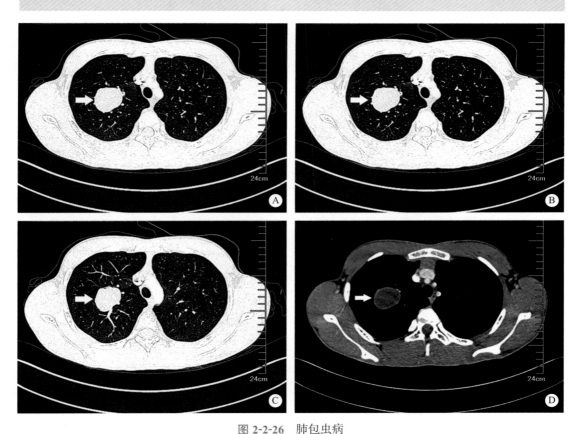

图2-2-26　肺包虫病

胸部CT肺窗（A~C）及胸部CT纵隔窗（D）示右肺上叶尖段囊状低密度灶（→）

2. 病理学（图 2-2-27）

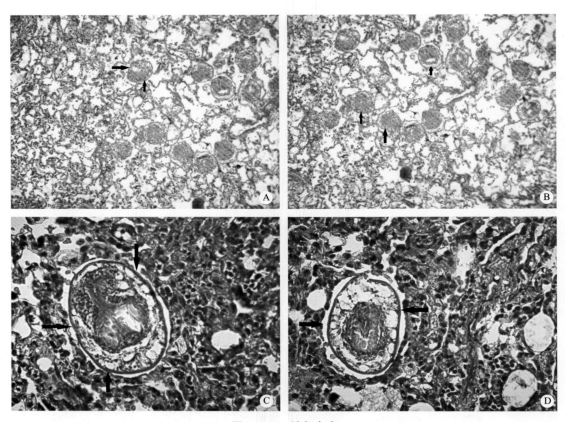

图 2-2-27   肺包虫病

显微镜下见肺组织内大量包虫子囊（→）。A、B. 100×；C、D. 400×

第三章　肺部肿瘤

第一节　肺　　癌

（一）肺不典型腺瘤样增生（癌前病变）

肺不典型腺瘤样增生（atypical adenomatous hyperplasia，AAH）是一个病理学概念，与肺腺癌的发生密切相关且在形态和基因表达上与肺腺癌相近，2004 年，WHO 的肺癌组织学分类中，将其认为是一种癌前病变。女性多于男性，与吸烟、职业性肺癌和肿瘤家族史无相关性。病理学表现为边界清，与周围组织分界明显，病灶支气管、血管无异常，局部肺泡上皮明显增生，纤维细胞增生，肺泡间隔增厚，部分病例有轻度细胞核异型性。几乎均无临床症状，由体检发现。影像学表现为单发磨玻璃样阴影，边界清，类圆形，多位于肺外周，常直径小于 1cm，也可表现为部分实性结节。治疗主要是手术切除。

病例 1　患者，女，31 岁，因"体检发现右下肺结节 4 年余"入院。体检时行 CT 检查发现右下肺结节，未特殊处理。此后每半年定期复查 CT，提示结节大小无明显变化。既往史及胸部查体无特殊。外科手术病理提示不典型腺瘤样增生。患者影像学表现见图 2-3-1。

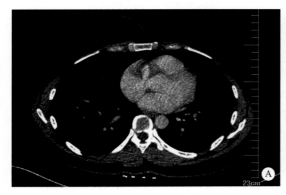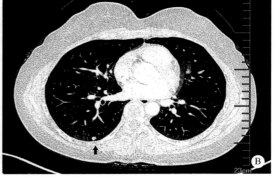

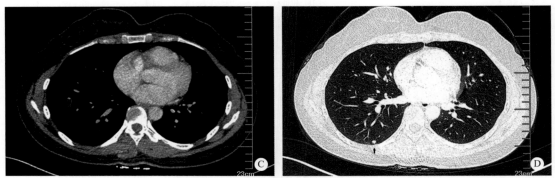

图 2-3-1　右肺不典型腺瘤样增生

胸部 CT 纵窗（A、C）及胸部 CT 肺窗（B、D）示右肺下叶背段胸膜下见小结节影（→），直径约 0.5cm，纵隔窗结节无显示

病例 2　患者，男，58 岁，因"体检发现肺部阴影 2 个月"入院。既往史及查体无特殊。外科手术病理提示不典型腺瘤样增生。患者影像学表现见图 2-3-2。

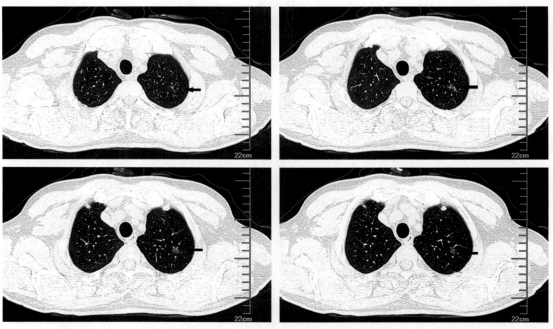

图 2-3-2　左上肺不典型腺瘤样增生

胸部 CT 肺窗示左肺肺上叶后段小斑片状密度增高影（→）

（二）肺腺癌

肺癌（lung cancer）为起源于支气管黏膜或腺体的恶性肿瘤，病因和发病机制尚未明确，一般认为与吸烟、空气污染、职业致癌因子、电离辐射、饮食与营养、遗传和基因改变等有关，

此外，结核、病毒感染、真菌毒素等对肺癌的发生可能也起一定作用。典型患者表现为咳嗽、咯血、体重下降。典型的腺癌病理呈腺管或乳头状结构，细胞大小比较一致，胞质丰富，常含有黏液，核大，染色深，分为腺泡状腺癌、乳头状腺癌、肺泡细胞癌、伴黏液产生的实性腺癌及腺癌混合亚型。肺腺癌虽也可循泡壁蔓延，但常倾向于管外生长。早期X线片常表现为肺边缘部的结节或肿块，病灶边缘常呈分叶状，伴有细毛刺或者空泡征、支气管充气征，可见胸膜凹陷征，有些则表现为磨玻璃样结节影、小斑片影。病灶转移则表现为多发病灶。肺泡细胞癌则常表现为两肺大小不等、边界清楚、密度较高的结节状播散病灶，部分融合成斑片状阴影。治疗的关键是早期手术切除。

1. 影像学

病例1　患者，女，79岁，因"体检发现肺部占位半年"入院。既往体健。查体无异常。入院后行外科胸腔镜肺活检，病理：浸润性腺癌。患者影像学表现见图2-3-3。

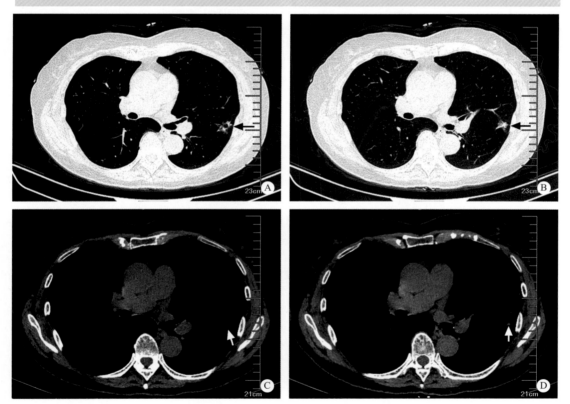

图 2-3-3　左肺上叶腺癌

A、B. 胸部 CT 肺窗示左肺上叶舌段片状高密度影，边缘毛糙，大小约 1.0cm×1.2cm（→）；C、D. 胸部 CT 平扫纵隔窗示部分层面可见小片不规则高密度影（→）

病例2 患者，女，33岁，因"咳嗽咳痰伴活动后气促6月余"入院。咳嗽、咳痰6个月，间断痰中带血，伴爬坡上楼等活动后气促，无发热、胸痛、晕厥等症状，外院诊断"结节性坏死性肉芽肿可能"，给予"泼尼松、硫唑嘌呤、环磷酰胺"等治疗，病情无好转，体重无明显变化。既往体健。查体：无异常。行外科胸腔镜肺活检，病理：肺腺癌。患者影像学表现见图2-3-4。

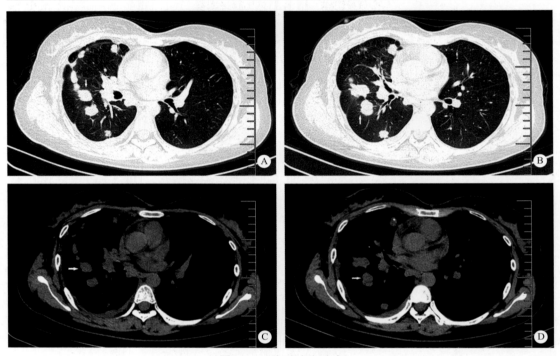

图 2-3-4 右肺多发腺癌

A、B.胸部CT肺窗示右肺多发结节影，部分结节边缘可见毛刺（→）；C、D.胸部CT平扫纵隔窗示右肺多发不规则结节影（→）

病例3 患者，女，52岁，因"体检发现右下肺占位1个月"入院。云南宣威人，既往体健。查体无异常。入院后行肺活检，病理：浸润性腺癌。患者影像学表现见图2-3-5。

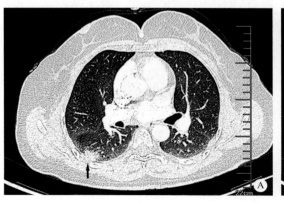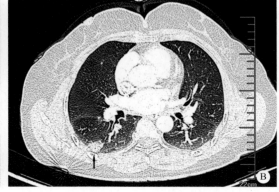

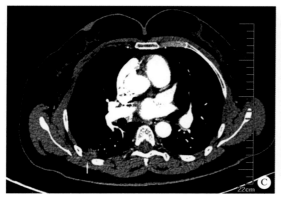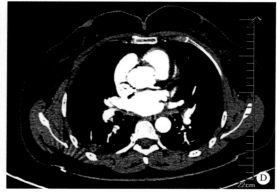

图 2-3-5 右肺下叶腺癌

A、B. 胸部 CT 肺窗示右肺下叶背段结节，边缘不规则（→）；C、D. 胸部增强 CT 纵隔窗示右肺下叶背段软组织灶，不均匀强化（→）

病例 4 　患者，男，59 岁，因 "咳嗽咳痰 4 个月" 入院，患者 4 个月前着凉后出现咳嗽、咳痰，无咯血、发热、心悸、呼吸困难等不适，既往长期吸烟史，CT 示右肺上叶后段磨玻璃样结节影。病理检查：肺浸润性腺癌，腺泡型。患者影像学表现见图 2-3-6。

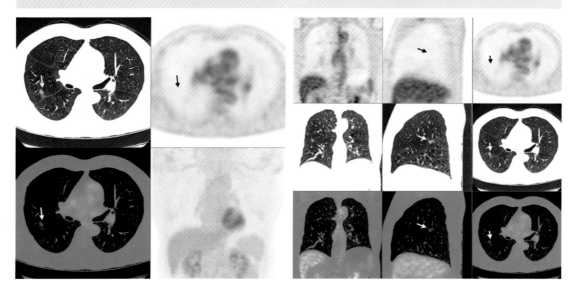

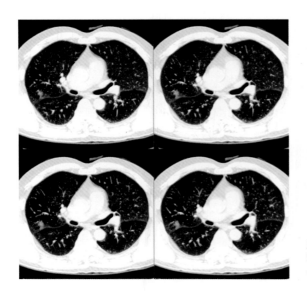

图 2-3-6　右肺上叶腺癌

胸部 PET/CT 示双肺纹理增多、紊乱，右肺上叶后段近水平裂处可见一磨玻璃样结节影（→），邻近胸膜受牵拉，大小约 1.3cm×1.1cm

2. 病理学（图 2-3-7）

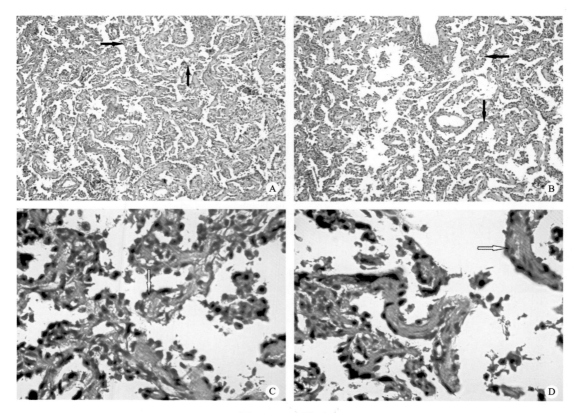

图 2-3-7　原位腺癌

显微镜下示肿瘤细胞沿肺泡壁生长，无间质和血管侵犯（→）。A、B. 100×；C、D. 400×

（三）肺鳞癌

肺鳞状上皮细胞癌（squamous cell carcinoma of lung）简称肺鳞癌，生长速度缓慢，病程较长，包括乳头状型、透明细胞型、小细胞型和基底细胞样型。典型肺鳞癌的病理表现为细胞大，呈多形性，胞质丰富，有角化倾向，核畸形，染色深，细胞间桥多见，常呈鳞状上皮样排列。肺鳞癌以中央型肺癌多见，表现为肺门肿块，容易阻塞管腔引起阻塞性肺炎、肺不张，也可表现为肺外周的结节或肿块。癌组织坏死则形成空洞，表现为厚壁、偏心、内壁凹凸不平的癌性空洞。右上叶中央型肺癌的典型胸片征象则是倒"S"状阴影。治疗方法目前仍首选以手术为主的综合疗法。

1.影像学

病例1　患者，男，51岁，因"间断咳嗽、咳痰伴胸痛、气促半年"入院。近半年来，间断咳嗽，咳少量白色黏液痰，伴胸痛及爬坡上楼活动后气促，无发热、咯血等，体重下降5kg。既往史：吸烟30余年，每天平均15支。查体：右侧锁骨上凹淋巴结触及肿大（大小约0.5cm×0.8cm），无粘连、红肿、触痛，双肺呼吸音清晰，未闻及啰音，有杵状指。支气管镜活检（左肺下叶背段咬检）：鳞癌。患者影像学表现见图2-3-8。

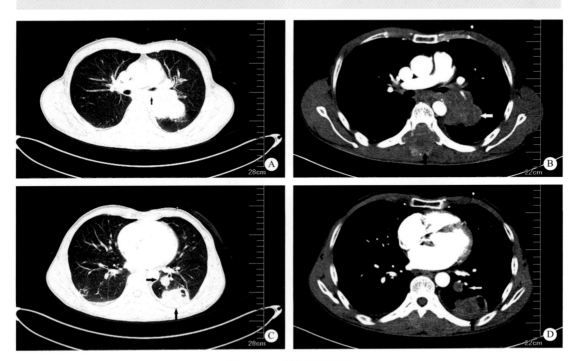

图 2-3-8　左肺下叶鳞癌

A、C. 胸部CT肺窗示左主支气管开口狭窄，左肺下叶基底段见软组织肿块，大小约5.5cm×5.8cm（→）；B、D. 胸部增强CT纵隔窗示纵隔、左肺门淋巴结增大、转移，胸7椎体、双侧横突及棘突骨质破坏，周围见软组织肿块伴异常强化（→）

病例2　患者，男，47岁，因"咳嗽、咳痰，痰中带血1年，加重伴气喘1月余"入院。咳嗽，咳少量白色黏液痰，间断痰中带血，近1个月以来上述症状加重伴活动后气促，无发热，抗感染治疗无效，体重下降2kg。既往无基础疾病，有长期吸烟史。查体：右侧语颤减弱，右肺呼吸音低，余无异常。行支气管镜检查提示右中叶管腔狭窄，黏膜肿胀凹凸不平，给予活检，病理：鳞癌。患者影像学表现见图2-3-9。

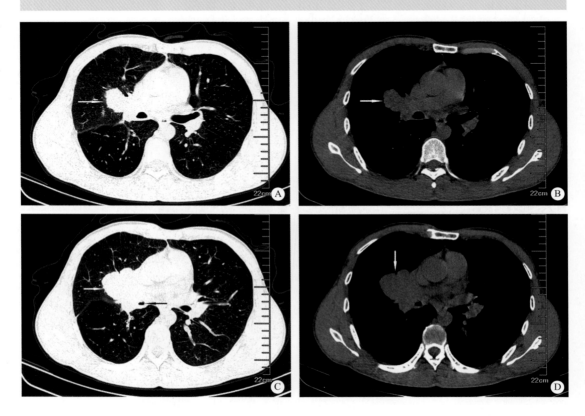

图 2-3-9　右肺中叶鳞癌

胸部CT肺窗（A、C）及胸部CT纵隔窗（B、D）示右肺中叶不规则肿块（白色箭头），肿块呈分叶状，右肺中间支气管狭窄（黑色箭头）

病例3　患者，女，54岁，因"痰中带血3个月"入院。主要表现为痰中带鲜红色血液，痰多血少，每日咯血量10~15ml，伴咳嗽、咳白色黏痰，盗汗，余无不适。抗感染治疗无效，体重无明显变化。既往体健。查体无异常发现。入院后行外科肺活检，病理：鳞癌。患者影像学表现见图2-3-10。

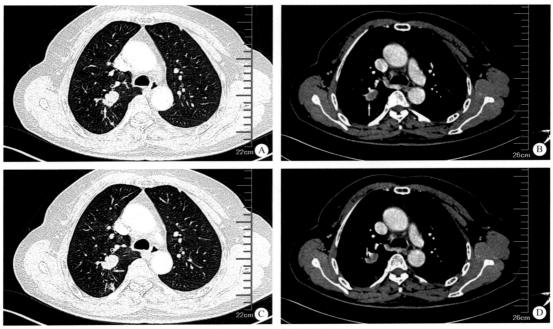

图 2-3-10　右肺上叶鳞癌

A、C.胸部 CT 肺窗示右肺上叶后段不规则结节，边缘见毛刺影（→）；B、D.胸部增强 CT 纵隔窗示右肺上叶后段不规则结节（→），大小约 2.5cm×1.8cm，强化不均匀

　　病例 4　患者，男，68 岁，因"咳嗽、咳痰 1 周"入院。患者 1 周前因受凉后出现咳嗽、咳痰，多为白色泡沫痰，每日量约 15ml，活动后气促，无发热、咯血、胸痛等，无体重减轻。既往长期吸烟史。入院查体无异常发现。行支气管镜检查提示左肺上叶前段开口狭窄，黏膜凹凸不平，给予活检，病理示鳞癌。患者影像学表现见图 2-3-11。

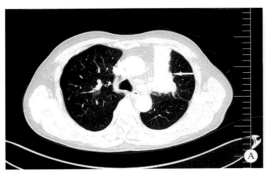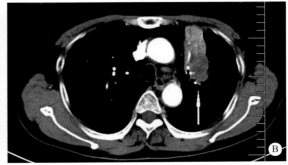

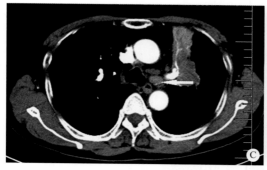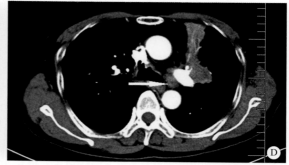

图 2-3-11　左肺上叶鳞癌

A. 胸部 CT 肺窗示左肺上叶软组织块影（→）；B. 胸部增强 CT 纵隔窗示左肺上叶软组织块影（→），并左肺上叶前段阻塞性肺不张；C、D. 胸部增强 CT 纵隔窗示纵隔淋巴结肿大（→）

　　病例 5　患者，男，58 岁，7 天前无明显诱因出现咳嗽、咳痰、胸痛、气促等症状，痰液为黄色黏稠状，偶有痰中带血，伴持续性发热，最高体温可达 40℃，CT 示右肺上叶肿块考虑癌变；肿瘤标志物：细胞角蛋白 19 片段 8.43ng/ml（正常 < 3.3ng/ml），糖链抗原（CA72-4）21.19U/ml（正常 ≤ 6.9U/ml），神经元特异性烯醇化酶（NSE）24.45ng/ml（< 16.3ng/ml）。穿刺活检示肿瘤性坏死，周围见少许鳞状上皮伴重度非典型增生。病检（右肺上叶肿块活检）示肿瘤性坏死，鳞癌。为术前分期行 PET/CT 检查。患者影像学表现见图 2-3-12。

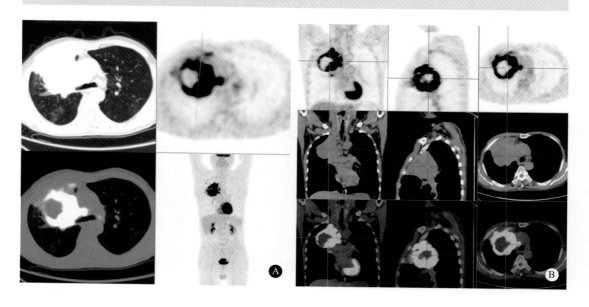

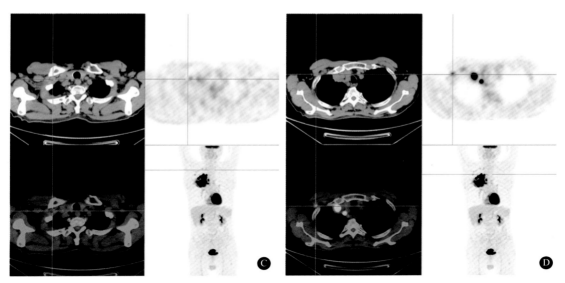

图 2-3-12　右肺上叶鳞癌

A、B. 胸部 PET/CT 示右肺上叶一巨大肿块影，密度不均，边界不清，其内可见低密度坏死灶，大小约 9.3cm×7.3cm×9.8cm，可见放射性不均匀异常浓聚，SUV_{max} 约 26.8，周边可见条索、斑片状影；C、D. 胸部 PET/CT 示右锁骨上窝、双肺门、纵隔（2、4 区）及右侧腋下（胸小肌后方）多个肿大淋巴结，较大者约 2.4cm×1.3cm，可见放射性异常浓聚，SUV_{max} 范围 4.3~12.0

2. 病理学（图 2-3-13、图 2-3-14）

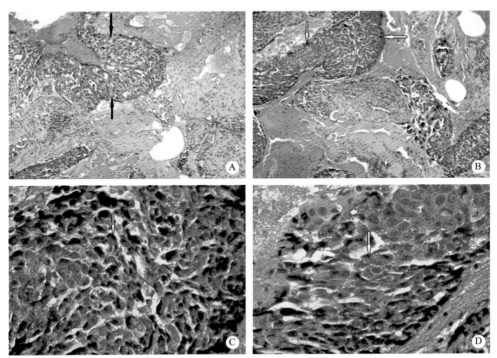

图 2-3-13　低分化鳞状细胞癌

A、B. 低倍显微镜下示肿瘤组织呈簇团状排列（→）；C、D. 高倍显微镜下见细胞异型明显（→）。A、B. 100×；C、D. 400×

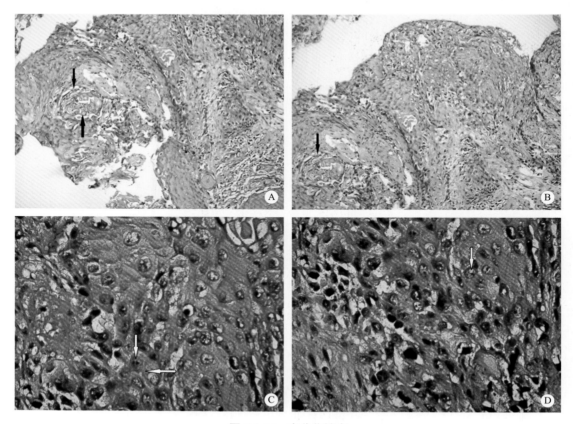

图 2-3-14　中分化鳞癌

A、B. 低倍镜下可见肿瘤组织呈巢团状排列（→）；C、D. 高倍镜下见细胞间桥（→）。A、B. 100×；C、D. 400×

（四）腺鳞癌

　　肺腺鳞癌只占肺癌的 0.6%~2.3%。根据 WHO 新分类，肿瘤必须含有至少 10% 的腺癌或鳞癌成分时才能诊断为腺鳞癌。肺腺鳞癌中腺癌成分起源于单克隆性鳞状成分，即肺腺鳞癌中腺癌和鳞癌成分是起源于同一干细胞，提示起源于较小支气管的肺腺鳞癌（周围型）更易向腺癌方向分化，而起源于较大支气管的肺腺鳞癌（中央型）更容易向鳞癌方向分化。常位于外周并伴有中央瘢痕形成。在转移特征和分子生物学方面与其他非小细胞肺癌无差别。

　　病例　患者，男，72 岁，因"咳嗽、咳痰伴痰中带血 2 个月"入院。每日咳痰量大约 100ml，间断痰中带血，血多痰少，无发热、胸痛及呼吸困难等症状。既往体健。有长期吸烟史，已戒烟 2 年。查体：左肺呼吸音较右侧低，余无异常。入院后行肺活检，支气管镜检查提示左肺下叶支气管肿物，给予活检，病理：腺鳞癌。患者影像学表现见图 2-3-15。

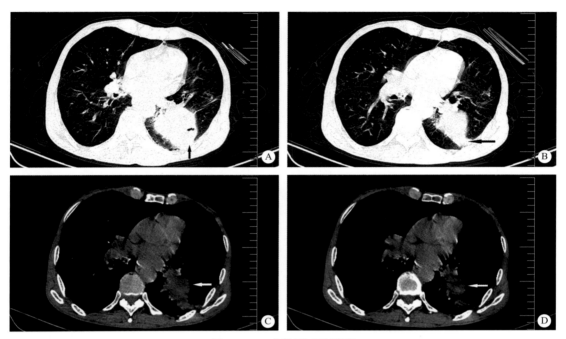

图 2-3-15 左肺下叶腺鳞癌

A、B.胸部 CT 肺窗示左肺下叶肿块影（→），大小约 9.1cm×7.1cm，其内见片状小空洞影；C、D.胸部 CT 平扫纵隔窗示左肺下叶肿块（→），密度欠均匀，边缘不规则

（五）小细胞肺癌

小细胞肺癌 (small cell lung cancer，SCLC) 包括燕麦细胞型、中间细胞型、复合燕麦细胞型，病理表现：癌细胞多为类圆形或菱形，胞质少，类似淋巴细胞。部分小细胞肺癌患者癌细胞含有神经内分泌颗粒，可引起类癌综合征。小细胞肺癌易侵犯血管，在其发生发展的早期多已转移到肺门和纵隔淋巴结,在诊断时大多已有远处转移,常规不推荐手术治疗，目前主要采取以化疗为主的综合治疗。影像学可表现为结节或者肿块，典型患者的纵隔及肺门可见明显肿大淋巴结，相互融合，与肺门肿块分界不清，形成"冰冻纵隔"。

1.影像学

病例 1　患者，女，50 岁，因"咳嗽、咯血半年余，活动后气促 3 个月"入院。咯血表现为痰中带血，每日量为 5~30ml。无发热、胸痛等，当地诊所对症处理后痰血减少，未摄片，近 3 个月来出现爬坡、上楼活动后气促。病程中，体重减轻 5kg。既往体健。入院查体：左肺语颤减弱，呼吸音较右侧低，其余无异常。行支气管镜检查提示左主支气管腔内肿物致管腔完全阻塞，给予活检，病理：小细胞肺癌。患者影像学表现见图 2-3-16。

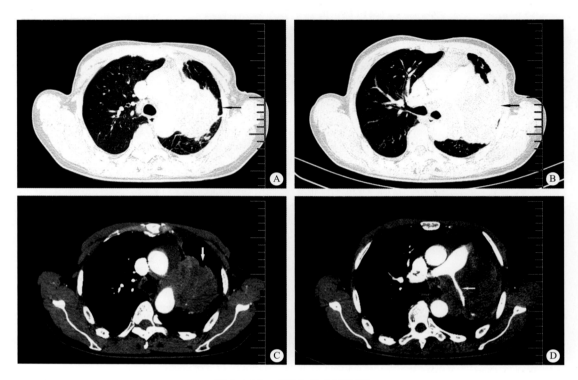

图 2-3-16　左肺上叶小细胞癌

A、B. 胸部 CT 肺窗示左肺上叶类圆形包块影，大小约 9.5cm×8.0cm（→）；C. 胸部增强 CT 纵隔窗示肿块呈不均匀强化，且向纵隔内突入（→）；D. 胸部增强 CT 纵隔窗示肿块与肿大的纵隔及左肺门淋巴结融合，左肺动脉受包埋变细（→）

　　病例 2　患者，女，56 岁，云南宣威人，因"咳嗽、咯血 2 个月"入院。咯血主要表现为痰中带血丝，痰多于血，每日量为 5~10ml。无发热、胸痛、体重减退等。既往体健。查体无异常。入院后行支气管镜肺活检，病理：小细胞肺癌。患者影像学表现见图 2-3-17。

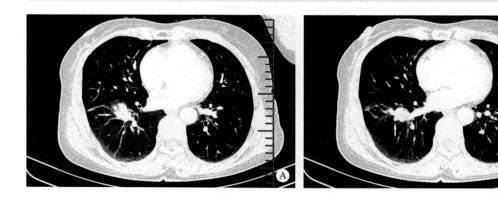

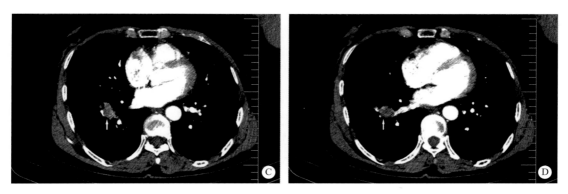

图 2-3-17 右肺下叶小细胞癌

A、B. 胸部 CT 肺窗示右肺下叶外基底段支气管开口周围不规则、分叶状肿块影（→）；C、D. 胸部增强 CT 纵隔窗示右肺下叶不规则软组织肿块影，不均匀强化（→）

2. 病理学（图 2-3-18）

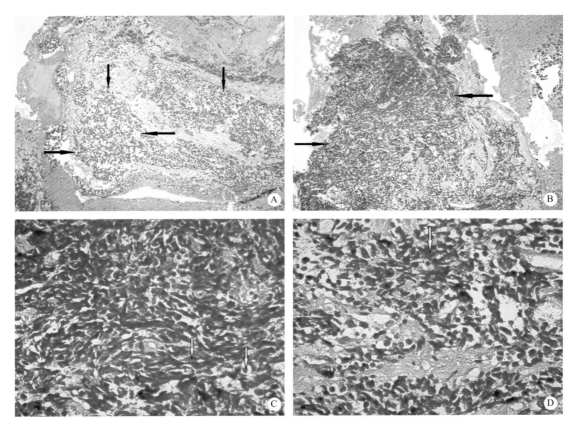

图 2-3-18 小细胞肺癌

低倍显微镜下示肿瘤细胞呈巢团状排列，瘤细胞小圆形或短梭形，胞质少（→）。A、B. 100×；C、D. 400×

第二节　其他原发肿瘤

（一）错构瘤

　　肺错构瘤（pulmonary hamartoma）是肺的正常组织异常发育而形成的良性肿瘤，一般以软骨和纤维组织为主，其他成分有腺体、上皮细胞、平滑肌和脂肪等。多见于 40 岁以上男性。病理特征是正常组织的不正常组合和排列，瘤体有包膜，多呈类圆形，组织成分有软骨、纤维组织、腺体、上皮细胞、平滑肌和脂肪等，各成分比例不同，可发生钙化，多为中心均匀钙化。常无临床症状，肿瘤压迫支气管可出现相应症状。影像学表现：常为结节，密度可均匀或不均匀，"爆米花"样钙化是其特异性影像特点，肺内型表现为肺内单发肿块，常呈类圆形，少有分叶，偶有轻度不规则状阴影，肺部增强检查时肿块一般无强化，腔内型为支气管内软组织样密度影，边缘光滑完整，瘤体生长处无支气管壁增厚。错构瘤与肺癌往往鉴别困难，主张手术切除。

1. 影像学

　　病例　患者，女，51 岁，因"体检发现右肺中叶占位 2 月余"入院。既往体健。查体无异常。入院后行外科胸腔镜肺活检，病理：软骨型错构瘤。患者影像学表现见图 2-3-19。

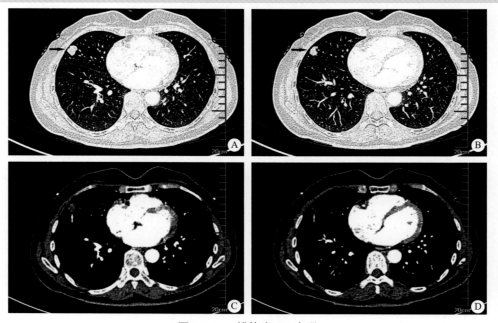

图 2-3-19　错构瘤 CT 表现

A、B.胸部 CT 肺窗示右肺中叶外侧段一不规则结节状病灶，大小约 1.1cm×1.6cm，病灶边缘光滑（→）；C、D.胸部增强CT 纵隔窗示结节密度不均匀，强化不明显（→）

2. 病理学（图 2-3-20）

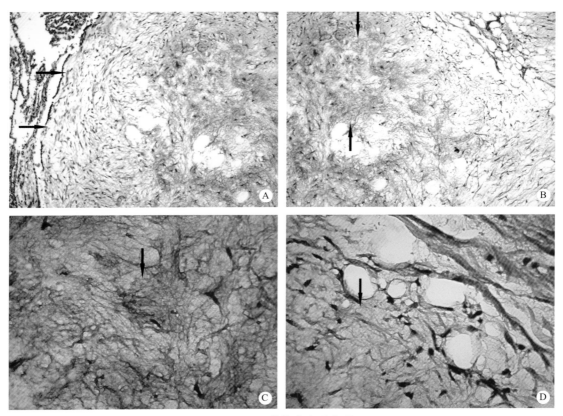

图 2-3-20　错构瘤病理表现

显微镜下示肿瘤由细支气管上皮（A、B 箭头所示）及软骨（C、D 箭头所示）构成。A、B. 100×；C. 200×；D. 400×

（二）类癌

类癌（carcinoid）是一种少见的神经内分泌肿瘤，低度恶性。肺类癌（pulmonary carcinoid）起源于神经内分泌细胞，生长缓慢，占所有原发性肿瘤的 1%~2%。在显微镜下，类癌细胞可聚集呈团或成条，大多为圆形，较小且一致，细胞核分裂极少见，组织学特征为器官性生长，胞质很少，细胞核有细小颗粒状染色体。电子显微镜下可见神经内分泌颗粒。肺类癌常发生于大气道，可出现咳嗽、咯血及呼吸困难等症状，气道阻塞则引起阻塞性肺炎。周围型肺类癌多无呼吸道症状。少数患者出现类癌综合征。常见影像学征象为大气道或肺外周单发边界清楚的类圆形肿块，密度不均匀，由于血管供应均较丰富，增强扫描可有强化；病灶中央很少坏死，空洞等继发征象较罕见，少数患者可见肿块内钙化，部分患者可见区域性淋巴结转移。治疗首选手术。

1. 影像学

病例　患者，男，54岁，因"体检发现左下肺占位10余天"入院。既往体健。查体无异常。入院后行外科肺活检，病理：不典型类癌。患者影像学表现见图2-3-21。

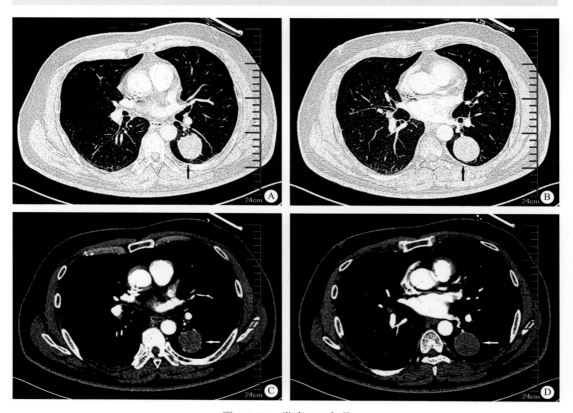

图 2-3-21　类癌 CT 表现

A、B.胸部 CT 肺窗示左肺下叶背段一类圆形病灶，大小约 3.7cm×4.0cm，边缘光滑（→）；C、D.胸部增强 CT 纵隔窗示病灶密度稍欠均，轻度强化（→）

2. 病理学（图 2-3-22）

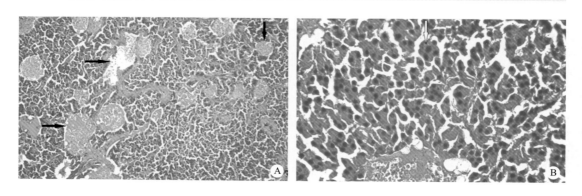

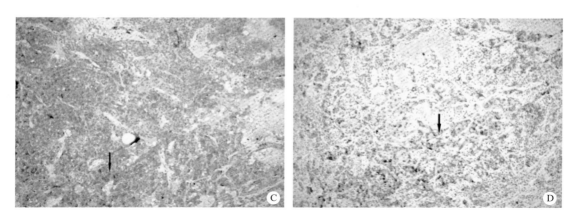

图 2-3-22　类癌病理表现

显微镜下示肿瘤组织富含薄壁血管，瘤细胞形态、大小较一致，异型性较小，瘤细胞免疫组化表达：syn(+)，pck(+)（→）。
A、C、D. 100×；B. 400×

（三）淋巴瘤

　　淋巴瘤 (lymphoma) 是起源于淋巴造血系统的恶性肿瘤，主要表现为无痛性淋巴结肿大、肝脾肿大，全身各组织器官均可受累，伴发热、盗汗、消瘦等全身症状。病因不清。原发性肺淋巴瘤（primary pulmonary lymphoma，PPL）是少见病，起源于肺内淋巴组织，占所有肺原发恶性肿瘤的比例不到 1%。以肺黏膜相关淋巴组织淋巴瘤（mucosa associated lymphoid tissue lymphoma，MALT）常见，惰性生长。MALT 病理学表现为弥漫浸润的小淋巴细胞，沿着支气管血管束及小叶间隔播散，B 细胞标志物 CD5、CD10 阴性而 CD20、CD79 阳性，细胞质 IgG、IgA 阴性而表达 IgM。常见于 45 岁以上患者，表现为咳嗽、胸痛、气促等非特异性呼吸道症状，发热、消瘦等全身症状罕见。影像学可表现为实变影，可见空气支气管征，或边界清楚的孤立性结节，或表现为磨玻璃影，胸腔积液少见。单一肺内结节可手术切除，进展的 MALT 则需要根据病情选择手术、放化疗或者单克隆抗体。

1. 影像学

　　病例 1　患者，男，40 岁，因"胸痛 1 个月"入院。疼痛不剧烈，无诱因，伴咳嗽，咳脓痰，无发热、咯血、呼吸困难等不适。支气管镜检查未见异常，肿瘤标志物阴性。既往史：2014 年患面瘫；患慢性鼻炎 1 年；吸烟 20 年，每天约 7 支。查体无异常。入院后行外科胸腔镜肺活检，病理：黏膜相关淋巴组织结外边缘区淋巴瘤。患者影像学表现见图 2-3-23。

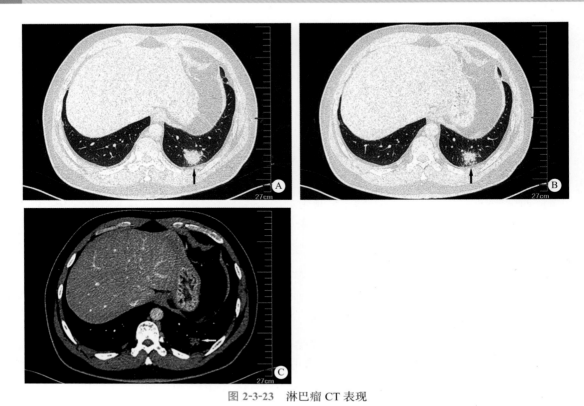

图 2-3-23   淋巴瘤 CT 表现

A、B. 胸部 CT 肺窗示左肺下叶后基底段斑片状密度增高影，边缘毛糙不清（→）；C. 胸部 CT 纵隔窗示部分层面病灶边缘不规则，轻度强化（→）

病例 2   患者，男，48 岁，咳嗽 2 年余，诉乏力、咳嗽，白色泡沫痰，无痰中带血，无发热，全身皮肤瘙痒 1 年余，牙龈肿痛，睡眠差，近 3 个月体重减轻 5kg。1 个月前于当地行 CT 检查示肺结核与炎症待鉴别，给予"氨苄西林"抗感染 10 日复查 CT，病灶未见明显吸收；支气管镜检查未见异常，肿瘤标志物未见异常，A、B 抗原及结核杆菌特异性检查均为阴性，抗酸杆菌阴性；B 超：左锁骨上窝多发淋巴结，皮髓质分界不清，双颈、腋窝、腹股沟多发淋巴结，白细胞正常，中性粒细胞百分数（87.5%）稍高。病理检查：结合 HE 形态及免疫组化检查结果，病变支持霍奇金淋巴瘤（混合细胞型）。患者影像学表现见图 2-3-24。

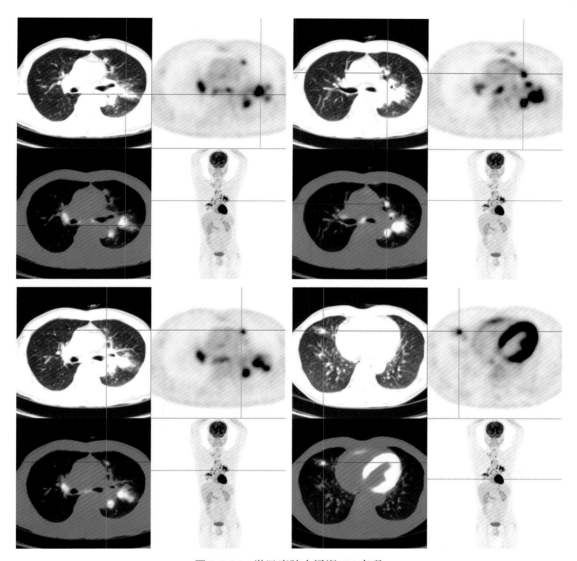

图 2-3-24 淋巴瘤肺内浸润 CT 表现

胸部 PET/CT 示左肺上叶尖后段、下叶背段近肺门区团块状软组织密度影，边界不清，周围及左肺上叶前段、右肺中叶可见多发小结节，上述病灶放射性摄取异常增高，SUV_{max} 为 11.1。双侧锁骨上、气管旁、主动脉弓下、主动脉旁、隆突下、双肺门、胸骨左侧第 3 前肋水平可见多发淋巴结影，纵隔及双肺门部分淋巴结融合，边界不清，大者约 2.4cm×2.3cm，放射性摄取异常增高，SUV_{max} 为 12.8

2. 病理学（图 2-3-25）

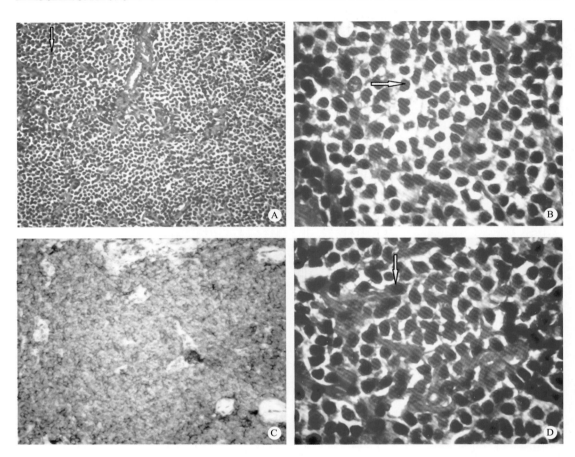

图 2-3-25　淋巴瘤病理表现

显微镜下示小淋巴细胞弥漫性浸润，免疫组化 CD20(+)（→）。A. 100×；B~D. 400×

（四）硬化性肺泡细胞瘤

　　硬化性肺泡细胞瘤（pulmonary sclerosing pneumocytoma），也称为肺硬化性血管瘤，较少见，因其组织形态与皮肤组织中的硬化性血管瘤类似而得名，多数学者认为其是一种上皮起源的良性肿瘤。2015 年，WHO 将该病从"其他各种肿瘤、杂类肿瘤"移入到"腺瘤组"，正式更名为硬化性肺泡细胞瘤。该病好发于成年男性，一般无症状，也可有胸痛、咯血、咳嗽等非特异性症状。病理特征是血管瘤样增生伴管壁硬化倾向，存在出血区，实性细胞团及黏液基质内散在白细胞，肿瘤组织常为两种或以上的结构混杂存在，细胞质嗜酸性或空泡状，核圆形，核分裂罕见。影像学表现为单发圆形或类圆形结节或肿块，边缘光滑，密度均匀，增强后常常明显均匀强化，部分患者伴有血管贴边征、尾征、空气新月征及晕征等，偶有钙化。手术切除预后好。

1.影像学

病例1　患者，男，40岁，因"咳嗽、咳痰、痰中带血1月余"入院，咳嗽，咳少量白色黏液痰，偶有痰中带血丝，无发热，血常规中性粒细胞正常，降钙素原正常，肿瘤标志物正常。既往史：糖尿病1年。查体无异常。入院后行外科肺活检，病理：硬化性肺泡细胞瘤。患者影像学表现见图2-3-26。

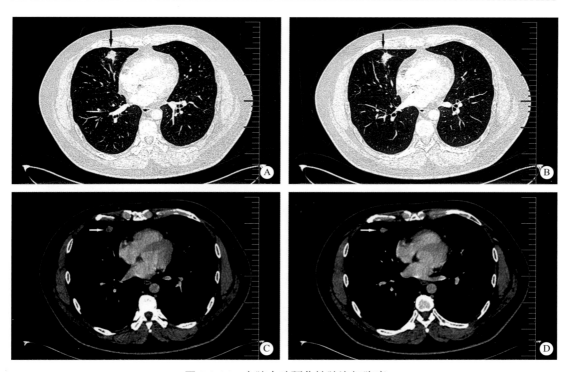

图2-3-26　右肺中叶硬化性肺泡细胞瘤

A、B.胸部CT肺窗示右肺中叶片状高密度影，大小约1.5cm×1.4cm，边界不规则，胸膜牵拉（→）；C、D.胸部增强CT纵隔窗示病灶形态不规则，中度强化（→）

病例2　患者，女，50岁，因"胸痛半年，咳嗽10余天"入院。无明显诱因出现左侧肋骨下疼痛，疼痛呈钝痛，可自行缓解，无放射痛及牵涉痛。无咳嗽、咳痰，无胸闷、心悸，无发热、盗汗，无消瘦。外院门诊就诊，CT提示肺部结节影性质待查（图2-3-27），给予口服药物抗生素（具体不详）治疗，自觉胸痛逐渐加重。10余天来患者出现咳嗽，咳少量黄白色黏痰，不易咳出，无发热、胸闷、心悸等症状。病程中体重变化不明显。既往史：梅尼埃病20余年。查体无异常。入院后行外科胸腔镜肺活检，病理：硬化性肺泡细胞瘤。

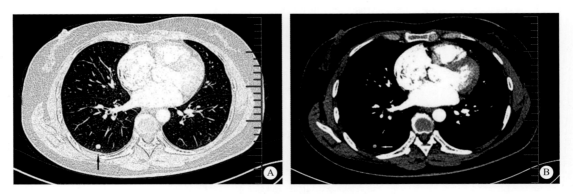

图 2-3-27   右肺下叶硬化性肺泡细胞瘤

A. 胸部 CT 肺窗示右肺下叶后基底段结节影，直径约 8mm，边缘光滑（→）；B. 胸部增强 CT 纵隔窗示病灶呈类圆形，明显强化（→）

2. 病理学（图 2-3-28）

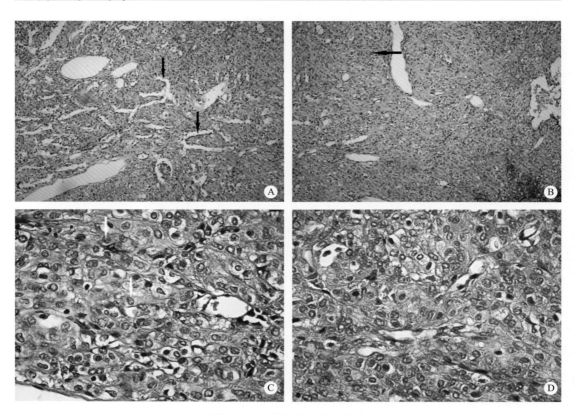

图 2-3-28   硬化性肺泡细胞瘤

显微镜下示肿瘤由实质细胞及间质细胞构成，可见裂隙状结构（→）。A、B. 100×；C、D. 400×

（五）炎性假瘤

　　肺炎性假瘤（inflammatory pseudotumor）是肺部慢性炎症增生性病变，由非特异性慢性炎性病变迁延而形成，并不是真正意义上的肿瘤，少数可发生癌变。病因不清，常见于40岁以下人群，女性多见。病理学表现复杂，细胞成分多种多样，主要包括组织细胞、肥大细胞、浆细胞、淋巴细胞、梭形间叶细胞、成纤维细胞及结缔组织等，主要病理改变为肺泡内炎性机化。常无临床症状，或非特异性呼吸道症状。X线常表现为边缘光滑的结节影，部分边缘模糊，似有毛刺、分叶，大多数病灶位于肺下叶边缘部，多为单发，部分病灶可与胸膜相连，少数有特征性的"桃尖征"。因与肺癌鉴别困难，主张早期手术。

影像学

　　病例　患者，男，43岁，因"右侧胸闷半个月"入院。胸闷无诱因，偶有咳嗽，咳少许白色黏痰，有时痰中带少许血丝，无发热、呼吸困难等不适，外院抗感染治疗，病情无缓解。既往史：30年前曾患"肺结核"，已治愈。查体：双肺呼吸音减低，可闻及少许湿啰音，余无异常。有长期吸烟史20年，未戒烟。肿瘤标志物阴性。白细胞及C反应蛋白正常。入院后行外科肺活检，病理：炎性假瘤。患者影像学表现见图2-3-29。

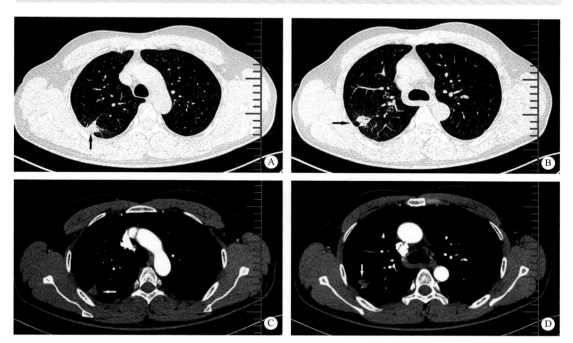

图 2-3-29　炎性假瘤

A、B.胸部CT肺窗示右肺上叶后段结节，呈浅分叶，有毛刺，邻近有胸膜牵拉凹陷（→）；C、D.胸部增强CT纵隔窗示病灶形态不规则，增强扫描呈不均匀强化（→）

第三节　转移性肺癌

转移性肺癌（metastatic lung cancer）临床上常见，是肿瘤的晚期表现，系指任何部位的恶性肿瘤通过血行播散、淋巴道转移或邻近器官直接侵犯至肺部的肿瘤，以血行转移最为常见。原发癌以绒毛膜癌、乳腺癌多见，胃肠道恶性肿瘤、骨肉瘤次之；还有甲状腺癌、泌尿系统恶性肿瘤等。病理特点取决于原发肿瘤类型。临床表现大多数无特异性，取决于原发肿瘤和肺部侵犯情况，随着病情进展可出现胸痛、咯血、呼吸困难甚至恶病质等。X线表现为单个或多发肺部结节，为圆形或者类圆形，一般无分叶或者毛刺，质地均匀，多数患者两肺多发，肺尖稀少，肺底多而密，部分患者表现为粟粒型结节，或双肺多发棉花团样阴影，侵犯淋巴管则形成癌性淋巴管炎，侵犯胸膜则引起胸膜增厚、胸腔积液。治疗的选择需要根据原发肿瘤的细胞类型、治疗情况，以及转移性肺癌出现的时间、部位、数量及患者的全身状况综合决定。

1. 影像学

　　病例　患者，女，64 岁，主诉：胸闷 1 月余。既往史：1 年半前外科手术病理诊断为肠腺癌，术后化疗 4 次。查体：生命体征正常，消瘦，全身浅表淋巴结未触及，口唇轻度发绀，双肺底叩诊浊音，呼吸音减低，心率 90 次 / 分，律齐，腹软，可见陈旧性手术疤痕，双下肢无水肿。患者影像学表现见图 2-3-30。

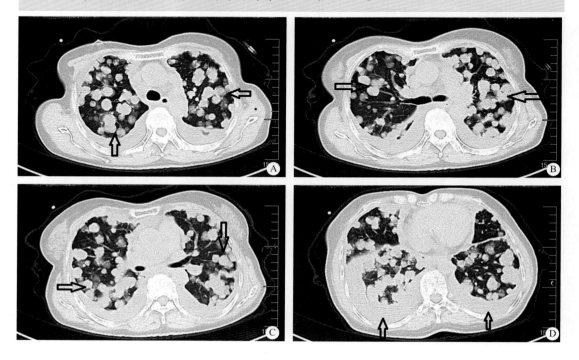

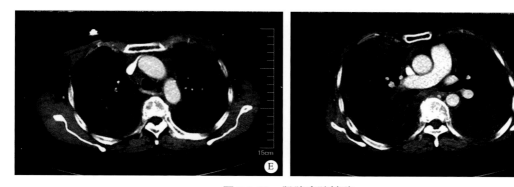

图 2-3-30　肠腺癌肺转移

胸部 CT 提示双肺散在多发大小不等圆形肿块（→），部分融合，边缘清楚，伴少量胸腔积液

2. 病理学（图 2-3-31）

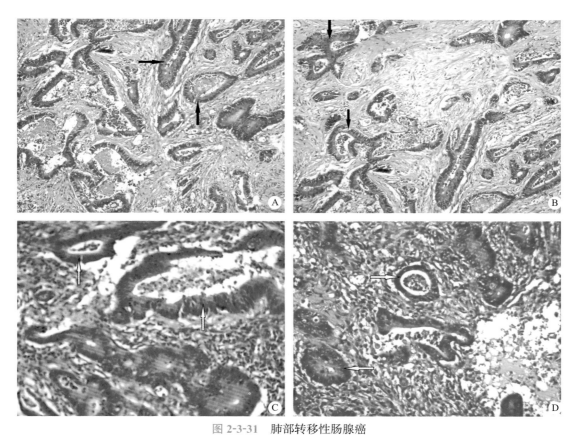

图 2-3-31　肺部转移性肠腺癌

显微镜下示肿瘤组织成腺管结构，细胞异型，浸润性生长（→）。A、B. 100 × ；C. 400 × ；D. 200 ×

第四章　间质性肺疾病

第一节　普通型间质性肺炎

普通型间质性肺炎（usual interstitial pneumonia，UIP），致病原因不明，可能与职业、环境或药物接触史等因素有关。其主要临床表现为进行性呼吸困难伴刺激性干咳，胸部 X 线平片显示双中下肺野的网状阴影，肺功能为限制性通气障碍及氧合受损，组织学特征为成纤维细胞灶（增生的成纤维细胞和肌纤维细胞聚集）和蜂窝样囊肿。病情持续进展，预后极差，最终因呼吸衰竭而死亡。UIP 的治疗尚无一致意见，治疗方法缺乏且效果差，少数患者对糖皮质激素治疗敏感。

病例　患者，男，52 岁，因"间断咳嗽 3 年"入院。呈间断性咳嗽，咳白色黏痰，量少，无畏寒、发热，无咯血，无呼吸困难，无胸痛，无皮疹及关节肌肉疼痛。体重无明显改变。既往史无特殊。有长期吸烟史，否认粉尘接触史。抗核抗体 (ANA)、抗中性粒细胞胞质抗体 (ANCA) 及抗环瓜氨酸（CCP）（－），肿瘤标志物（－）。查体：体温 36.6℃，脉搏 69 次 / 分，血压 126/85mmHg，呼吸频率 20 次 / 分；一般情况可，唇舌无发绀，双肺呼吸音清，双肺未闻及干、湿啰音；心、腹（－），双下肢无水肿。患者影像学表现见图 2-4-1。

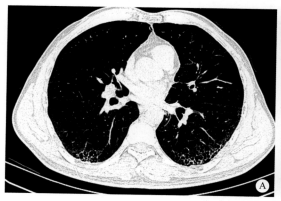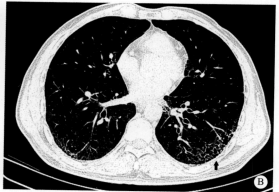

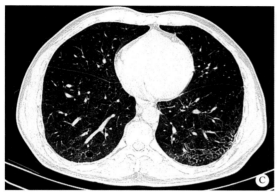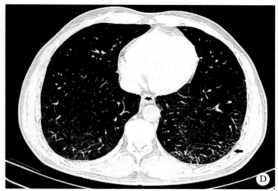

图 2-4-1 普通型间质性肺炎

胸部 CT 肺窗示双肺下叶胸膜下、基底部可见网格样影、蜂窝样改变（→）

第二节 急性间质性肺炎

急性间质性肺炎（acute interstitial pneumonia，AIP）是一种以暴发起病、快速进展为呼吸功能衰竭并迅速死亡为特征的肺部疾病。病因不明确，可能与病毒急性感染有关。主要临床表现为发热、咳嗽和气急，继之出现呼吸衰竭。肺功能表现为限制性通气功能障碍和弥散功能减低。胸部 CT 多为肺纹理增厚、结构紊乱、小片状阴影并可见支气管扩张征；也有双侧边缘模糊的磨玻璃样改变，或为双侧广泛分布的线状、网状、小结节状甚或实变阴影，偶见细小蜂窝样影像。组织病理学呈弥漫性肺泡损失所见的特发性间质性肺炎。本病对糖皮质激素反应尚可，治疗上应早期、大量和长期应用。

病例 患者，男，62 岁，因"胸闷、咳嗽咳痰 10 年，加重 20 天，发热 6 天"入院。患者 10 年前无明显诱因出现胸闷，咳嗽、咳痰，多为白色泡沫痰，量少，反复发作，与季节无关，伴爬坡、上楼梯出现气喘，无咯血，无胸痛、心悸，曾在外院就诊为"间质性肺疾病"，未给予特殊治疗，上述症状平稳，无加重。20 天前患者感冒后觉气喘加重，先后至多家医院治疗，症状无好转，6 天前患者发热，夜间明显，体温最高至 39.8℃，2 天前患者咳粉红色泡沫痰，伴全身无力。病程中患者精神、饮食可，睡眠差，大小便正常，体重下降 13kg。既往无其他基础疾病，多次风湿免疫科检查排外结缔组织疾病。入院查体：体温 37.5℃，脉搏 138 次 / 分，血压 112/73mmHg，呼吸频率 24 次 / 分，一般情况可，神志清楚，全身浅表淋巴结未触及肿大，唇舌发绀，颈静脉无充盈，甲状腺未触及，胸壁皮肤完整，无桶状胸，双肺语颤正常，左肺呼吸较右肺稍低，双肺可闻及爆裂音；心率 138 次 / 分，律齐，腹部平坦，腹平软，无压痛，无反跳痛及肌卫，肝脾未触及，双下肢无水肿。本院血气分析示 pH 7.299，PCO_2 21.1mmHg，HCO_3^- 10.1mmol/L，碱剩余（BE）-16.3mmol/L，实验室检查无特殊。给予抗感染、甲泼尼龙 80mg、抗真菌、抗病毒等治疗无好转，呼吸衰竭后给予机械通气、激素冲击治疗后好转出院。患者影像学表现见图 2-4-2。

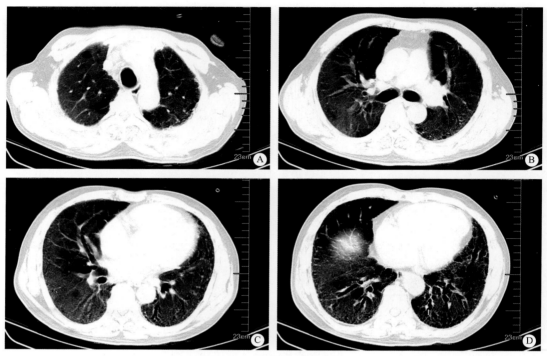

图 2-4-2　急性间质性肺炎

胸部 CT 肺窗示双肺弥漫性磨玻璃样改变，合并间质纤维化，气管、左右主支气管及各级分支不同程度扩张

第三节　非特异性间质性肺炎

　　非特异性间质性肺炎（non-specific interstitial pneumonia，NSIP），是从特发性肺纤维化（IPF）中分离出来的对糖皮质激素治疗反应较好的一种原发性间质性肺炎。病因尚不明确。主要临床表现为干咳和逐渐加重的呼吸困难。肺功能为限制性通气功能障碍。胸部X线平片为以两下肺分布为主的磨玻璃影或斑片影，也可见部分网格状影。胸部 CT 表现：①双下肺对称性病变分布；②磨玻璃影；③网状阴影；④牵拉性支气管扩张；⑤下肺体积缩小。组织病理学表现为时相一致、不同程度的炎症和纤维化，无普通型间质性肺炎（UIP）、脱屑性间质性肺炎（DIP）或 AIP 的特征性所见。目前临床上主要采用糖皮质激素和免疫抑制剂，以糖皮质激素单独应用为首选。

1. 影像学

　　病例　患者，女，68 岁，因"咳嗽、呼吸困难 3 年"入院。无诱因反复咳嗽，干咳无痰，伴活动后呼吸困难，上述症状逐年加重，当地诊所对症处理，未正规治疗。无发热、胸痛、咯血及消瘦等症状。否认基础疾病，否认粉尘接触及长期药物服用史。咯血，无消瘦。查体：一般情况可，神志清楚，口唇轻度发绀，双肺底可闻及细湿啰音，无杵状指。

血清学检查：抗核抗体 (ANA)、类风湿因子 (RF) 与抗中性粒细胞胞质抗体 (ANCA) 均为阴性。肺功能检查提示限制性通气功能障碍，弥散功能下降，一氧化碳弥散量 (DLCO) 为预计值的 49%。服用泼尼松 30mg/d，雷公藤多苷 10mg 3 次 / 天，半年后随诊，活动后气短症状明显缓解。患者影像学表现见图 2-4-3。

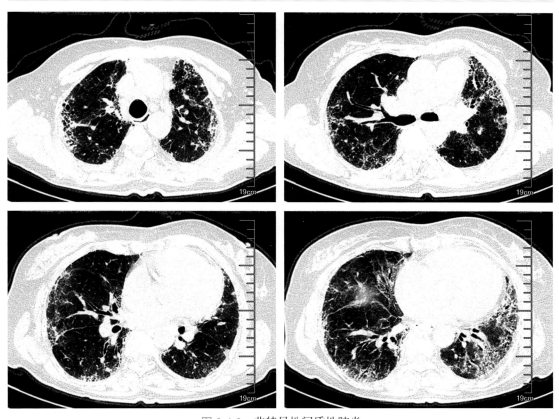

图 2-4-3 非特异性间质性肺炎

胸部 CT 肺窗示双肺局部轻度网格状影，双肺散在斑片状密度增高影，双侧胸膜增厚、粘连

2. 病理学（图 2-4-4）

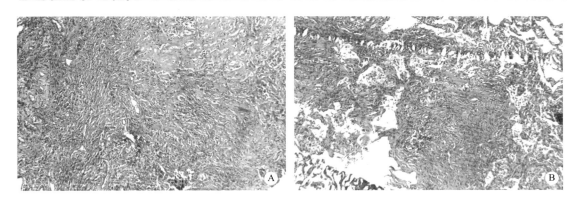

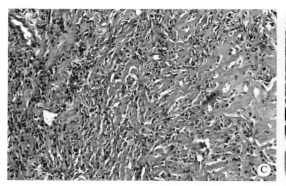
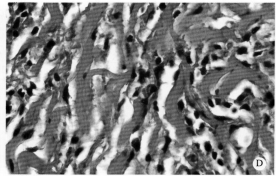

图 2-4-4　肺纤维化

显微镜下示肺间质成纤维细胞显著增生，伴胶原纤维产生。A、B. 100×；C. 200×；D. 400×

第四节　隐源性机化性肺炎

隐源性机化性肺炎（cryptogenic organizing pneumonia，COP），既往曾称为特发性闭塞性细支气管炎伴机化性肺炎。发病机制不明确。病理表现为细支气管、肺泡管、肺泡腔内的机化性炎症，不破坏原有的肺组织结构，病变均匀一致，病灶呈片状分布，可伴有轻度的慢性间质性炎症。发病平均年龄 50~60 岁，一般呈亚急性发病，最常见的症状为干咳和不同程度的呼吸困难，亦可能有发热、盗汗、咯血、胸痛、咳痰、关节痛、乏力、厌食、体重下降等症状。查体可闻及 Velcro 啰音，发绀和杵状指少见。肺功能表现为限制性通气功能障碍，弥散功能下降。影像学表现为：①多发斑片状肺炎型，最常见的表现是双肺多发斑片状阴影，阴影的游走性是最重要的特征；②弥漫性间质性肺炎型，双肺弥漫的不对称间质性改变，但无蜂窝肺；③孤立局灶性肺炎型，多发生于肺上野，呈叶段分布，边缘清楚，常见支气管气相，偶有空洞。确诊有赖于外科肺活检。本病对糖皮质激素反应好，预后好。

1. 影像学

　　病例 1　患者，女，38 岁，因"咳嗽、胸闷 1 个月"入院。咳嗽，咳白色黏痰，无发热、胸痛、咯血，抗感染治疗无好转，体重无明显变化。既往史无特殊。查体，一般情况可，口唇无发绀，双肺呼吸音粗。抗核抗体（ANA）、抗中性粒细胞胞质抗体（ANCA）及类风湿因子（RF）均阴性，嗜酸性粒细胞正常，白细胞增高 10.9×10^9/L，红细胞沉降率 41mm/h。肺功能为限制性障碍，弥散功能下降，血气分析提示 I 型呼吸衰竭。外科胸腔镜肺活检提示机化性肺炎，口服激素治疗 1 个月后随访症状好转。患者影像学表现见图 2-4-5。

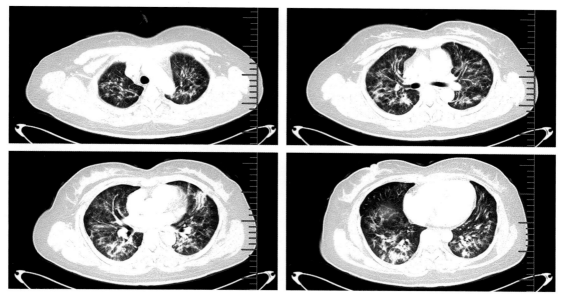

图 2-4-5 隐源性机化性肺炎

胸部 CT 肺窗示双肺支气管血管束增多，双侧胸膜局限性增厚、粘连

　　病例 2　　患者，男，31 岁，因"间断发热、咳嗽 1 个月，血痰 6 天"入院。咳嗽，咳少许白色泡沫痰，体温波动在 38℃左右，外院给予哌拉西林钠他唑巴坦钠（特治星）治疗 1 周后体温高峰下降，复查胸部 CT 检查病灶无吸收，6 天前出现痰中带血。既往史无特殊。查体：体温 36.6℃，脉搏 82 次 / 分，血压 99/60mmHg，呼吸频率 20 次 / 分；一般情况尚可，神志清楚，唇色肢端无发绀，胸廓正常，双肺呼吸音清，双肺未闻及干、湿啰音，心、腹（－）。ANA、ANCA 及 RF 均（－），肺功能为限制性障碍，弥散功能下降，血气分析正常，支气管镜肺活检提示机化性肺炎，口服泼尼松治疗 1 个月后随访好转。患者影像学表现见图 2-4-6。

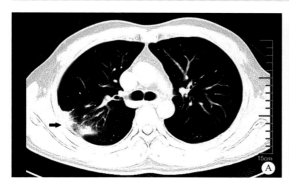
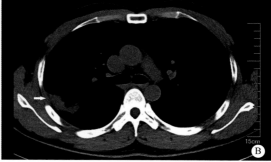

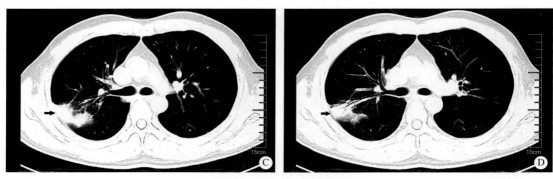

图 2-4-6　隐源性机化性肺炎

胸部 CT 肺窗（A、C、D）及胸部 CT 纵隔窗（B）示双肺支气管血管束增多，右肺上叶后段片状密度增高影，右侧胸膜局限性增厚、粘连（→）

2. 病理学（图 2-4-7）

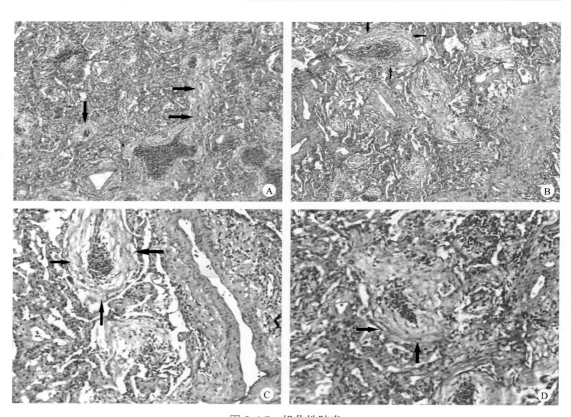

图 2-4-7　机化性肺炎

显微镜下示肺泡腔内见纤维细胞、成纤维细胞增生，伴炎症细胞浸润（→）。A、B. 100×；C、D. 200×

第五章　肺尘埃沉着病

　　肺尘埃沉着病（pneumoconiosis），简称尘肺，是由于在职业活动中长期吸入生产性粉尘而引起的以肺组织弥漫性纤维化为主的全身性疾病，主要临床表现为咳嗽、咳痰、胸痛、呼吸困难和咯血等。常见并发症为呼吸系统感染、自发性气胸、肺结核、肺癌及间皮瘤、慢性肺源性心脏病和呼吸衰竭。胸部 X 线平片主要表现为结节阴影（直径一般在 1~3mm）、网状阴影和大片融合阴影；其次为肺纹理改变、肺门改变和胸膜改变。组织病理学主要表现为巨噬细胞性肺泡炎、肺淋巴结粉尘沉积、尘细胞肉芽肿和尘性纤维化。治疗：尽快调离粉尘作业；可予以抗炎、抗氧化和全肺泡灌洗等治疗。

1. 影像学

> **病例 1**　患者，男，35 岁，因"胸闷 3 个月"入院。间断咳嗽，咳白色黏痰，体重于 2 年内下降 5kg。既往史：矿井工作史 3 年。查体无特殊。支气管镜肺活检提示尘肺。患者影像学表现见图 2-5-1。

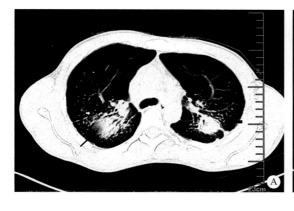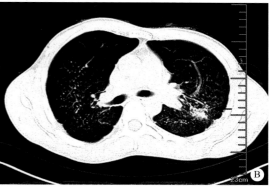

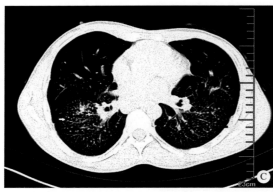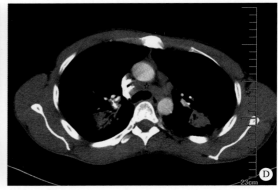

图 2-5-1　双上肺尘肺

A、B.胸部 CT 肺窗示双上肺以肺门为中心分布结节状纤维化融合影（→），其内密度不均；C.胸部 CT 肺窗示两肺多发弥漫性分布类圆形小结节影（→），边界稍模糊；D.胸部 CT 纵隔窗示双侧肺门、主动脉弓下及隆突下多枚淋巴结肿大、融合、钙化（☆）

病例 2　患者，男，40 岁，因"咳嗽、咳痰 1 年"入院。既往有 2 年粉尘接触史，余无特殊。查体无特殊。支气管镜肺活检提示尘肺。患者影像学表现见图 2-5-2。

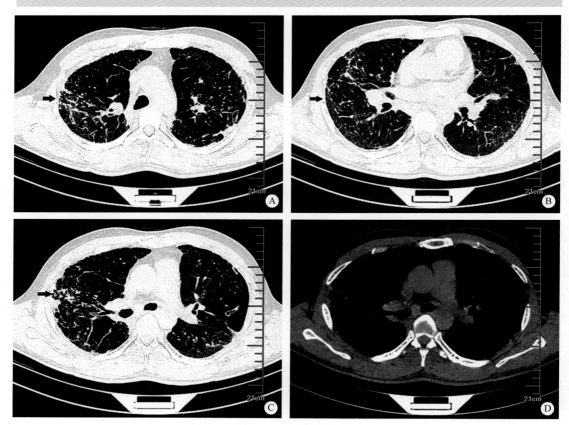

图 2-5-2　双肺尘肺

A~C.胸部 CT 肺窗示双肺间质纤维化改变，局部呈网状、蜂窝状（→），周围多发小斑片状阴影及纤维索条影，双侧胸膜局限性增厚、粘连，病灶以胸膜下为主；D.胸部 CT 纵隔窗示纵隔、肺门多发淋巴结（☆）

2. 病理学（图 2-5-3）

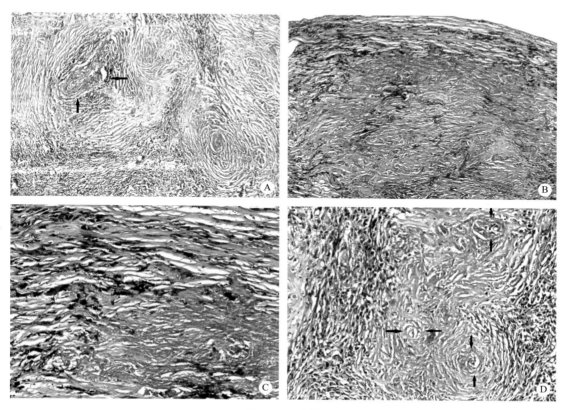

图 2-5-3　尘肺

A. 显微镜下肺间质及其胸膜内大量碳沫沉积 (→)；B、C. 肺间质及其胸膜内纤维组织增生；D. 肺间质及其胸膜内尘肺结节形成 (→)，部分结节中央可见坏死。A、B. 40×；C、D. 100×

第六章 肺 气 肿

　　肺气肿 (emphysema) 指终末细支气管远端的气道弹性减退、过度膨胀、充气和肺容积增大或同时伴有气道壁破坏的病理状态。临床症状轻重视肺气肿程度而定，早期可无症状或仅在劳动、运动时感到气短。随着肺气肿进展，呼吸困难程度随之加重，以致稍一活动甚或完全休息时仍感气短。患者感到乏力、体重下降、食欲减退、上腹胀满，伴有咳嗽、咳痰等症状，典型肺气肿者胸廓前后径增大，呈桶状胸，呼吸运动减弱，语音震颤减弱，叩诊过清音，心脏浊音界缩小，肝浊音界下移，呼吸音减低，有时可听到干、湿啰音，心音遥远。治疗方法主要有：①适当应用舒张支气管药物；②根据病原菌或经验应用有效抗生素；③呼吸功能锻炼、家庭氧疗；④物理治疗等。

　　小叶中央型肺气肿（centrilobular emphysema）的典型改变是呼吸支气管的肺泡扩张，周围部分不受累，病变位于小叶中心。小叶中央型肺气肿多发生于上叶，气腔位于二级小叶的中央，而边缘的肺组织正常。当病变进展，累及广泛区域时不能与全小叶型肺气肿（panlobular emphysema）区别。大部分患者均有长期、大量的吸烟史同时合并慢性支气管炎，吸烟和吸入粉尘在呼吸性支气管周围浓度最高，故这一部分发生病变最为显著。不规则型肺气肿（irregular emphysema）也称瘢痕旁肺气肿，病变主要发生在瘢痕附近的肺组织，肺腺泡不规则受累，确切部位不定，一般是发生在呼吸细支气管远侧端，肺泡囊有时也受累。肺大泡病变特点是局灶性肺泡破坏，小叶间隔也遭到破坏，往往形成直径超过 2cm 的大囊泡，常为单个孤立位于脏层胸膜下，而其余肺结构可正常。全小叶型肺气肿，肺泡呈均匀性破坏，CT 和肺血管造影显示肺边缘血管减少，弥散功能低下，活动时动脉氧饱和度降低，一般发生于全肺，病因主要为 α_1- 糜蛋白酶缺乏。

第一节 肺 气 肿

1. 影像学

　　病例 1　患者，男，53 岁，因"咳嗽、咳痰 1 年余，加重伴气促 3 个月"入院。既往有长期吸烟史。查体：口唇发绀，桶状胸，叩诊过清音，双肺呼吸音低。患者影像学表现见图 2-6-1。

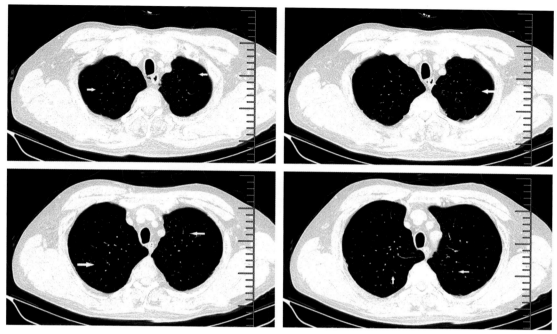

图 2-6-1 小叶中央型肺气肿

胸部 CT 肺窗示病灶位于肺上部，肺野内散在分布的小圆形、无壁的低密度区，直径 2~10mm，位于肺小叶中央（→）

病例 2 患者，男，61 岁，因"反复咳嗽、咳痰 3 年，活动后胸闷、气短 10 个月，加重 10 天"入院。既往史：长期吸烟史。查体：口唇发绀，桶状胸，双肺语颤减弱，双肺呼吸音低，双肺未闻及干、湿啰音，无杵状指。肺功能检查提示重度阻塞性通气功能障碍。患者影像学表现见图 2-6-2。

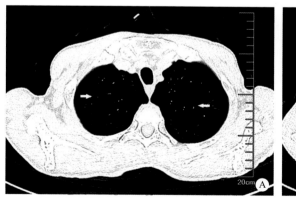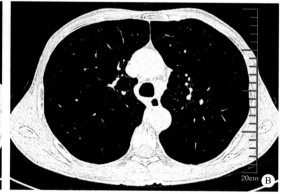

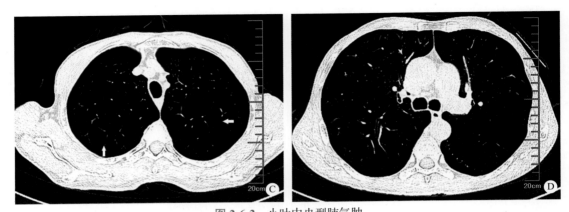

图 2-6-2　小叶中央型肺气肿

胸部 CT 肺窗示病灶位于肺上部，肺野内散在分布位于肺小叶中央的小圆形、无壁的低密度区（→）

病例 3　患者，男，67 岁，因"咳嗽、气促 10 余年，加重伴胸痛 1 个月"入院。既往多年吸烟史。查体：一般情况欠佳，神志清楚，唇舌轻度发绀，桶状胸，双肺语颤减弱，双肺呼吸音低，心率 106 次 / 分，律齐，腹软，无杵状指。肺功能检查提示极重度阻塞性通气功能障碍。患者影像学表现见图 2-6-3。

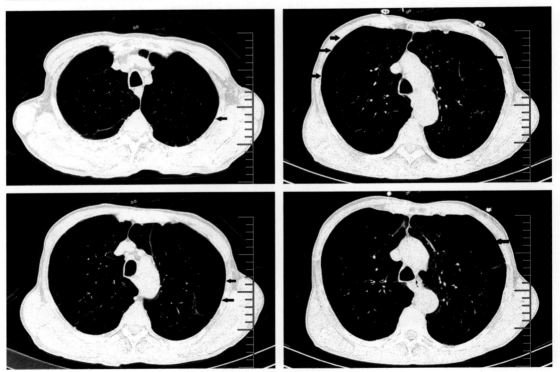

图 2-6-3　全小叶型肺气肿（一）

胸部 CT 肺窗示弥漫性肺的密度减低，血管减少，肺过度充气（→）

病例 4 患者,男,70 岁,因"反复咳嗽、气喘 10 余年,再发加重伴腹胀 3 天"入院。既往史:长期吸烟史。入院查体:一般情况差,神志清楚,半卧位,唇舌肢端明显发绀,胸廓正常,双肺呼吸音粗,未闻及干、湿啰音,杵状指。患者影像学表现见图 2-6-4。

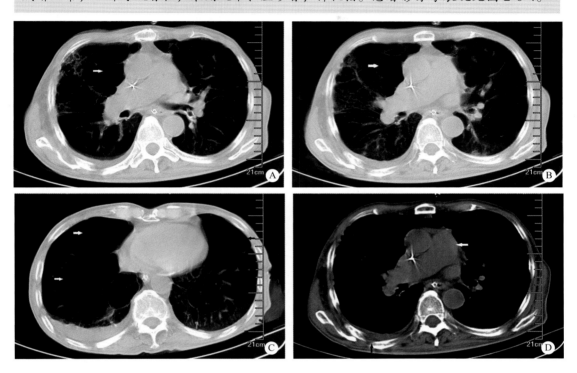

图 2-6-4 全小叶型肺气肿(二)

A~C.胸部 CT 肺窗示两肺野透亮度增加,肺纹理稀疏、紊乱,显示较大范围的无壁低密度区,形态不规则,血管纹理明显减少(→);D.胸部 CT 纵隔窗示肺动脉增宽(白色箭头),右侧少量胸腔积液(黑色箭头)

病例 5 患者,男,84 岁,因"咳嗽、咳痰 20 余年,加重伴发热 3 天"入院。既往史:有 40 年吸烟史,每日吸烟平均 20 支。查体:一般情况差,唇舌发绀,桶状胸,双肺语颤减弱,双肺呼吸音低,可闻及少许哮鸣音,双肺底可闻及少许湿啰音,心、腹(-)。患者影像学表现见图 2-6-5。

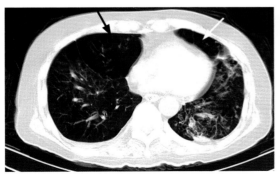
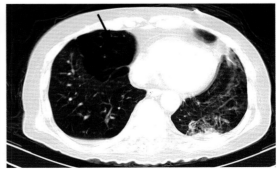

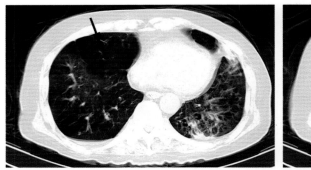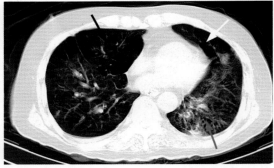

图 2-6-5　不规则型肺气肿

胸部 CT 肺窗示右肺中叶及左肺上叶舌段局限性不规则密度减低，肺纹理稀疏（黑色箭头为右肺中叶病变；白色箭头为左肺上叶病变），左下肺散在条索状、斑片影（红色箭头）

2. 病理学（图 2-6-6）

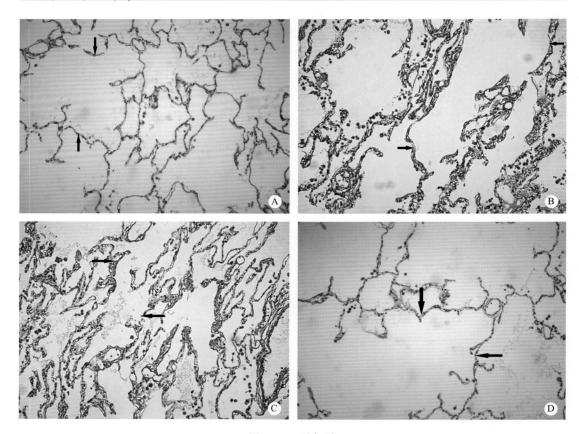

图 2-6-6　肺气肿

显微镜下见肺泡间隔变窄，毛细血管床受压，肺泡腔过度扩张、充气（→）。A、D. 40×；B、C. 100×

第二节　大疱性肺病变

1. 影像学

病例1　患者，男，76岁，因"间断咳嗽伴低热1月余"入院。既往"慢性支气管炎、肺气肿"15年。查体：体温36.8℃，脉搏91次/分，血压135/97mmHg，呼吸频率20次/分；一般情况可，神志清楚，唇舌肢端无发绀，胸廓正常，未闻及干、湿啰音，心腹(-)。患者影像学表现见图2-6-7。

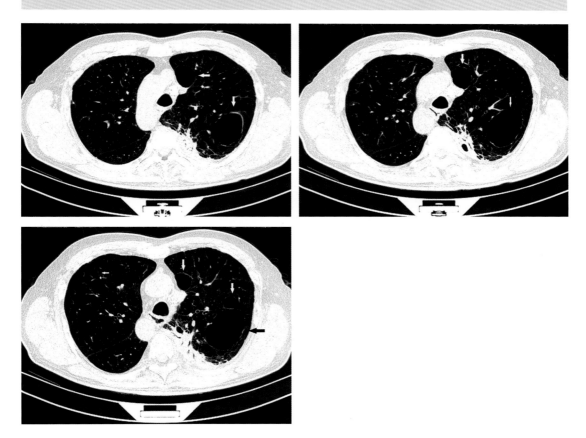

图 2-6-7　双肺肺大疱

胸部CT检查肺窗示双肺野透亮度增高，肺野内见密度不规则透亮度增高区，肺纹理纤细，走行紊乱，并可见大小不等、薄壁无肺纹理透亮区（→）。以左肺较明显。此外，该患者为内脏异位，右位心

病例2 患者，男，60岁，因"胸闷、呼吸困难、痰多1年，加重20余天"入院。既往史无特殊。查体：一般情况可，口唇无发绀，双肺呼吸音粗，未及干、湿啰音，心、腹（-）。患者影像学表现见图2-6-8。

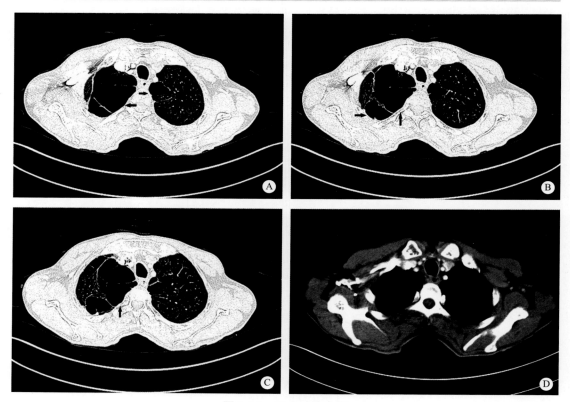

图 2-6-8 双上肺肺大疱

A~C. 胸部CT肺窗示胸廓对称，两肺纹理增多，双肺透亮度增高，双上肺多发无纹理区，伴薄壁（→）；D. 胸部CT纵隔窗示病灶无显示

病例3 患者，女，56岁，因"体检发现左侧肺大疱1年余"入院。查体：神志清楚，生命体征平稳，口唇无发绀，气管居中，胸廓无畸形，双肺呼吸音清，未闻及干、湿啰音，心律齐，各瓣膜听诊未闻及杂音，腹平软，无压痛及反跳痛，肝脾肋下未触及。双下肢无水肿。患者影像学表现见图2-6-9。

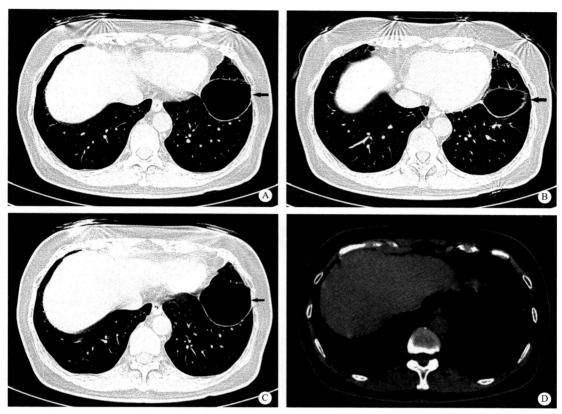

图 2-6-9 左肺下叶肺大疱

A~C.胸部 CT 肺窗示左肺下叶前内基底段见大小约 60mm×48mm 的囊状低密度影，其内无肺纹理，多考虑为肺大疱影（→）；
D.胸部 CT 纵隔窗示病灶不显影

2. 病理学（图 2-6-10）

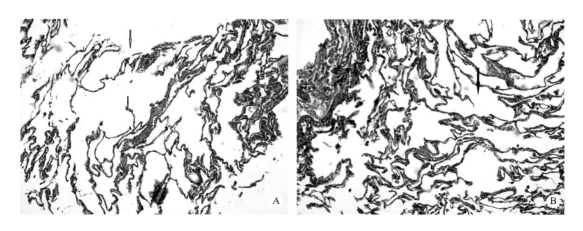

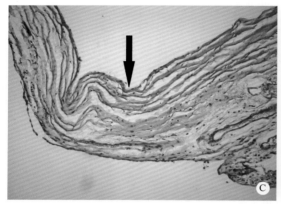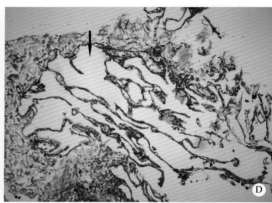

图 2-6-10　肺大疱

显微镜下见肺泡间隔变窄、断裂，肺泡融合（→）。A~D. 100×

第七章　大气道病变

第一节　局限性气管狭窄

（一）气管狭窄

气管狭窄（tracheostenosis）是气道梗阻致气急和呼吸困难，体力活动和呼吸道内分泌物增多时呼吸困难加重，常有喘鸣。病因为气管切开术后、气管支气管内良性或恶性肿瘤、炎性肉芽肿和气道内异物等。进行影像诊断时，前后位、侧位和斜位气管断层摄片或颈胸部 CT 可清楚地显示狭窄的部位、程度、长度和形态改变。纤维支气管镜可了解气管狭窄的部位和程度。治疗方法主要为环形切除病变行对端吻合术，以及内科介入治疗。

> 病例　患者，男，48 岁，因 "呼吸困难 2 周，发现气道狭窄 6 天" 入院。既往有外伤后气管插管病史，拔管后呼吸困难 2 周。查体：一般情况欠佳，双上肺可闻及吸气相哮鸣音。患者影像学表现见图 2-7-1，支气管镜表现见图 2-7-2。

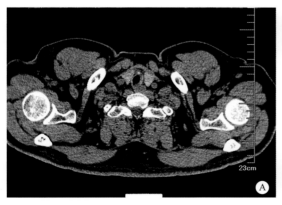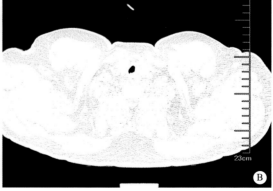

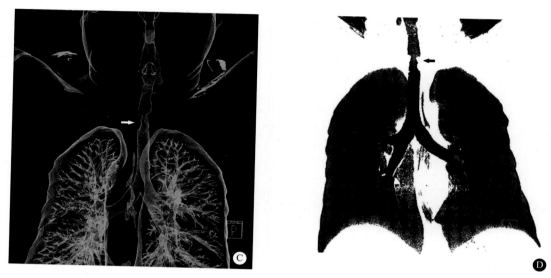

图 2-7-1　气管插管后气管狭窄

颈胸部CT（A、B）及气道三维成像（C、D）示气管近胸廓入口处（约平第一胸椎水平）管腔狭窄，最窄处横径约1.0cm（→），左右主支气管及各叶段支气管分布、走行自然，管壁未见异常增厚，其管腔通畅，未见明显狭窄受压、异常扩张改变

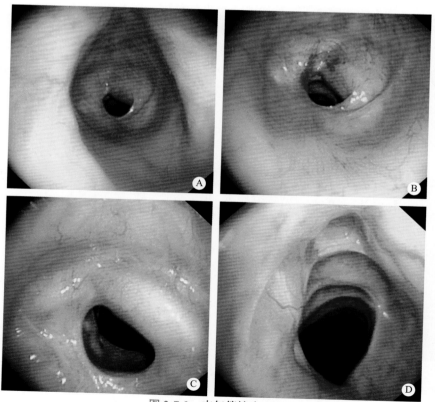

图 2-7-2　支气管镜表现

声门下约1cm可见气管环形疤痕样狭窄，狭窄长度3~4mm，狭窄环下软骨环清晰。A.声门下；B、C.气管狭窄口；D.气管狭窄口下方

（二）气管支气管结核

气管支气管结核（tracheobronchial tuberculosis，TBTB）指发生在气管、支气管的黏膜、黏膜下层、平滑肌、软骨及外膜的结核病。气管支气管结核是结核病的特殊临床类型，属于下呼吸道结核。气管镜下可直接观察到气管及支气管的黏膜受到侵犯，加之临床上支气管病变多于气管病变，故以往多称之为支气管内膜结核（endobronchial tuberculosis，EBTB）。气管支气管结核临床表现缺乏特异性，部分临床表现缺如，单纯从症状和体征上无法确诊气管支气管结核。临床上气管支气管结核的定性诊断和分型诊断等仍需结合痰菌和（或）病理学，并依赖支气管镜检查来确定。根据气管支气管结核的发展进程、严重程度和类型等，气管支气管结核在支气管镜下可表现为气管、支气管黏膜充血、水肿、肥厚、糜烂、溃疡、坏死、肉芽肿、瘢痕、管腔狭窄、管腔闭塞、管壁软化及支气管淋巴结瘘等。

　　病例　患者，女，24岁，因"反复咳嗽、咳痰1个月，加重1周"入院。自感夜间有低热、盗汗，伴胸闷、乏力，给予抗感染对症治疗后咳嗽未好转。查体：一般情况可，神志清楚，唇舌肢端无发绀，双肺呼吸音粗，可闻及湿啰音，未闻及哮鸣音；心、腹（－），无杵状指。气管镜刷片检查提示抗酸杆菌（＋＋＋）。患者影像学表现见图2-7-3，支气管镜表现见图2-7-4。

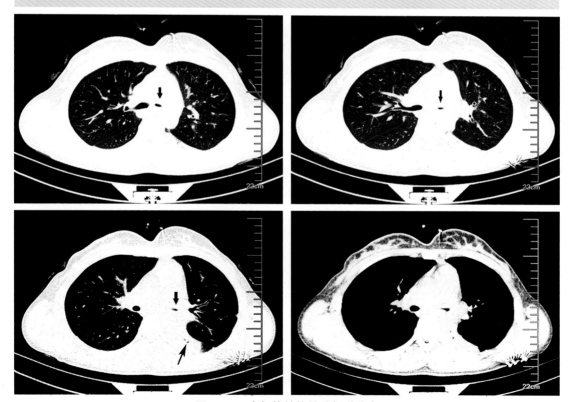

图 2-7-3　支气管结核导致气道狭窄

胸部 CT 检查肺窗示左肺下叶支气管开口狭窄，左肺下叶呈不均匀实性影改变，其内局部可见支气管气相（→）

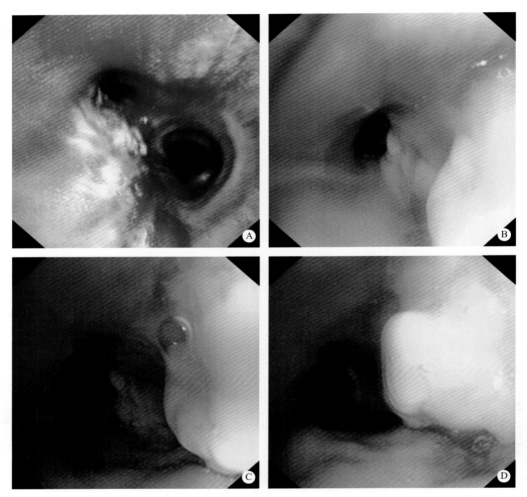

图 2-7-4　支气管结核导致气道狭窄支气管镜表现

可见左主支气管内大量白色假膜样物增生致左主支气管狭窄并向上累及隆突。A. 隆突；B~D. 左主支气管

（三）原发性恶性肿瘤

　　病例　患者，男，42岁，因"呼吸困难伴咳嗽、咳痰半个月"入院。无明显诱因出现吸气性呼吸困难，吸气时胸部不适，感轻微隐痛，伴咳嗽、咳痰，痰少量，多为白色痰，每日痰量约10ml，体重无明显变化。既往史无特殊。查体：左侧呼吸音减低，可闻及吸气相哮鸣音，位置固定，咳嗽后无消失。患者影像学表现见图2-7-5，支气管镜表现见图2-7-6。

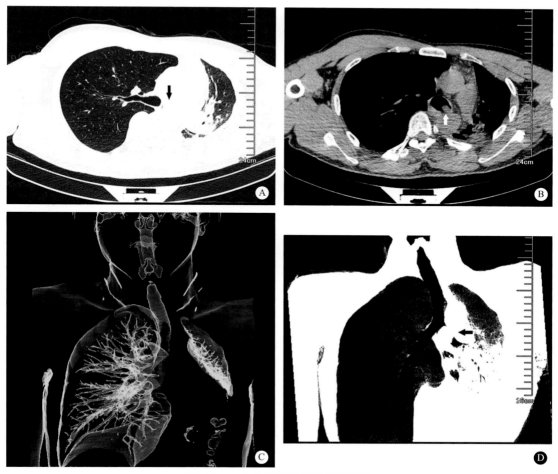

图 2-7-5　主支气管肿瘤致气道狭窄

肺部 CT 和气道三维成像示纵隔内气管向左侧移位，主支气管内见一不规则软组织密度灶，病变累及气管隆嵴、左右主支气管起始部，压迫左侧主支气管所致管腔狭窄（→）

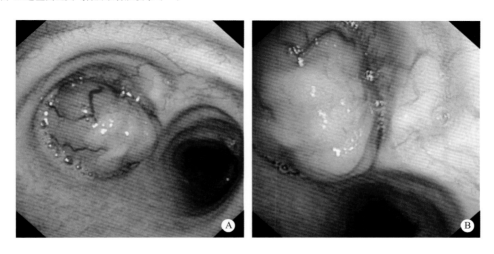

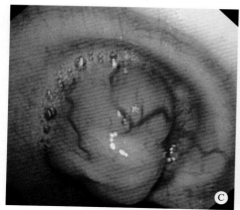
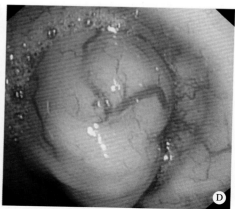

图 2-7-6　主支气管肿瘤致气道狭窄支气管镜表现

左主支气管开口可见类圆形肿物突出管腔阻塞左主支气管。A、B. 隆突；C、D. 左主支气管

第二节　弥漫性气管狭窄

　　复发性多软骨炎（relapsing polychondritis，RP）是一种少见的累及全身多系统的疾病，具有反复发作和缓解的进展性炎性破坏性病变，累及软骨和其他全身结缔组织，包括耳、鼻、眼、关节、呼吸道和心血管系统等。临床表现为耳、鼻、呼吸道软骨炎，并伴有眼、耳前庭等器官受累症状；多关节炎和血管受累也比较常见。主要症状为外耳轮突发的疼痛、肿胀，鞍鼻畸形，关节疼痛和压痛。治疗时对于病情较轻的患者可以选用阿司匹林或其他非类固醇抗炎药和氨苯砜；对于中重度患者，需选择糖皮质激素和免疫抑制剂。重度患者可采用手术和金属支架的方法进行治疗。

　　病例 1　患者，男，19 岁，因"反复咳嗽、咳痰半年余，加重伴胸闷 2 天"入院。既往有"过敏性紫癜"病史。入院查体：体温 38.1℃，脉搏 120 次/分，血压 114/75 mmHg，呼吸频率 18 次/分；一般情况可，神志清楚，外耳及鞍鼻畸形，双肺呼吸音粗，未闻及干、湿啰音，心、腹（-）。耳活检提示软骨炎。环孢素及激素治疗后症状缓解。患者影像学表现见图 2-7-7。

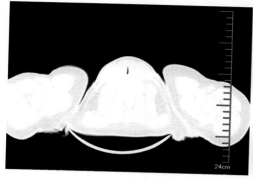
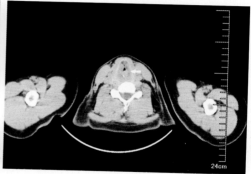

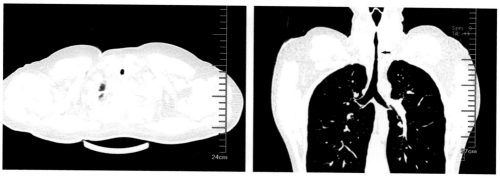

图 2-7-7 复发性多软骨炎累及气管

颈胸部 CT 及气道三维成像示肺内主支气管及左右支气管管壁增厚，颈段及胸段上部气管管腔狭窄（→）

病例 2 患者，女，49 岁，因"咳嗽 2 年，气喘半年余，加重 10 余天"入院。既往诊断为"支气管哮喘"，查体：鼻骨稍塌陷，双肺呼吸音粗，双肺可闻及吸气相、呼气相哮鸣音。鼻软骨活检提示软骨炎。激素治疗后好转。患者影像学表现见图 2-7-8，支气管镜表现见图 2-7-9。

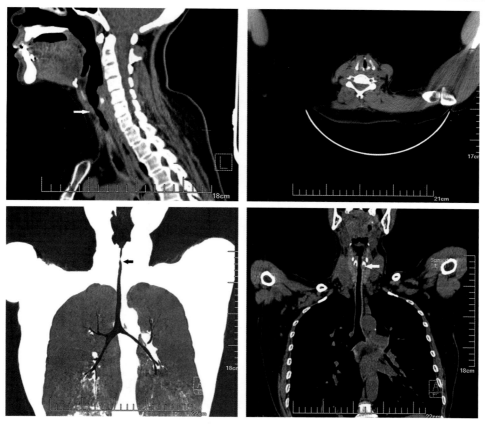

图 2-7-8 多发性软骨炎累及大气道

气道三维成像示气管颈段狭窄，以环状软骨下方水平气管狭窄为著（→），气管周围未见明确异常密度影

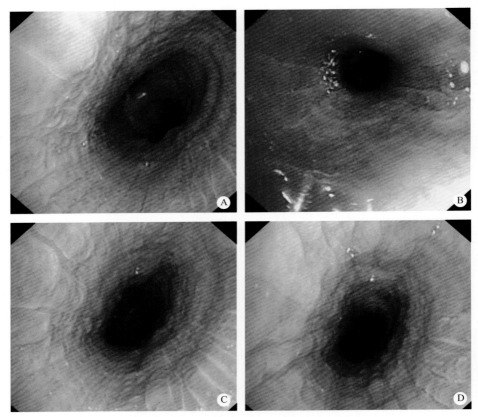

图 2-7-9　多发性软骨炎累及大气道支气管镜表现

可见气管腔狭小、黏膜肿胀，膜部病变不明显，未见明确软骨环。A. 隆突；B. 气管上中段；C、D. 气管中下段

第三节　支气管扩张

支气管扩张（bronchiectasis）是慢性气道损伤引起支气管管壁肌肉和弹力支撑组织破坏所导致的一支或多支支气管不可逆性扩张。本病多见于儿童和青年，主要临床表现为慢性咳嗽、咳大量脓痰和反复咯血。致病因素为支气管感染、阻塞和牵拉，或为遗传。胸部 X 线呈现典型的卷发样或蜂窝状改变。胸部 CT 可见扩张的支气管肺段及其病变范围。治疗为抗感染、祛痰、止血、提高免疫力和外科手术。

1. 影像学

病例 1　患者，女，45 岁，因"咳嗽 3 年，胸痛 1 年"入院。既往史无特殊。查体：体温 36.5℃，脉搏 72 次 / 分，血压 165/108mmHg，呼吸频率 20 次 / 分；一般情况可，胸廓对称，双肺叩诊清音，双肺呼吸稍粗，双肺未闻及干、湿啰音；心、腹（－）。患者影像学表现见图 2-7-10。

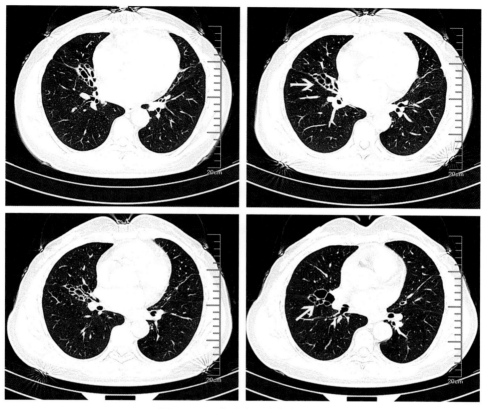

图 2-7-10　右肺中叶支气管扩张

胸部 CT 肺窗示右肺中叶体积缩小，支气管呈囊柱状扩张改变（→），边缘模糊，右肺中叶多发结节状钙化，左肺上叶下舌段支气管管径增宽

病例 2　患者，女，33 岁，因"反复咳嗽、咳痰 20 余年，加重 7 年"入院。2 岁时曾有"溺水史"，幼年"反复呼吸道感染病史"，未正规诊治。查体：体温 37.0℃，脉搏 96 次 / 分，血压 94/47mmHg，呼吸频率 20 次 / 分；一般情况可，神志清楚，口唇无发绀，双肺呼吸音粗，双肺可闻干、湿啰音，心、腹（－），无杵状指。患者影像学表现见图 2-7-11。

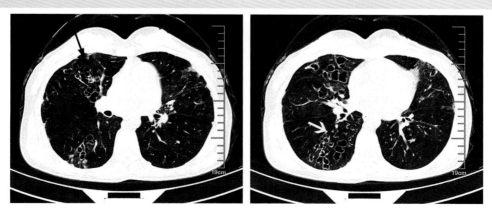

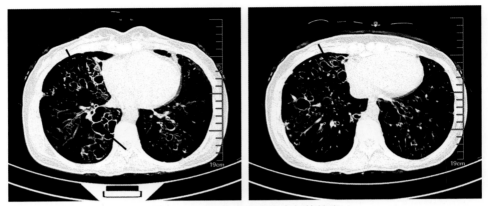

图 2-7-11 双肺多发囊性支气管扩张

胸部 CT 肺窗示双肺多发囊性支气管扩张（→）

2. 病理学（图 2-7-12）

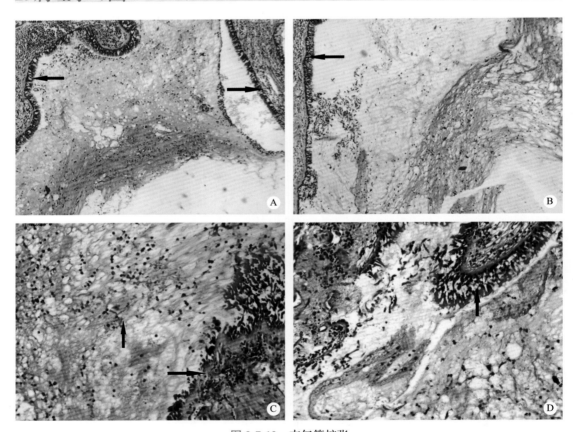

图 2-7-12 支气管扩张

显微镜下可见支气管腔显著扩张，腔内见炎性渗出物（→）。A、B. 100×；C、D. 400×

第四节　支气管结石

支气管结石(bronchial calculus)指气管支气管腔内或管壁出现钙化或骨化的物质。确切的病因尚不清楚，可能与感染、异物或尘埃沉着、支气管软骨钙化等因素有关。主要临床表现为咳嗽、咳痰、发热、血痰、咯血、喘息、呼吸困难，偶然咯出石头。胸部CT：透壁型结石表现为支气管壁内小圆形高密度影突入管腔内；腔内型结石可表现为支气管腔内的斑点状或小棒状高密度影，边缘光整，可堵塞管腔。支气管镜检查是诊断支气管结石最直接、最重要的手段。主要治疗方式是支气管镜取石或手术方式切除肺组织。

病例　患者，男，78岁，因"反复咳嗽、咳痰6年，气喘1年，再发1周"入院。既往史：有多年教师工作经历。查体：体温36.3℃，脉搏115次/分，血压99/62mmHg，呼吸频率20次/分；一般情况可，神志清楚，唇舌轻度发绀，桶状胸，双肺语颤减弱，双肺呼吸音粗，双肺闻及哮鸣音；心、腹(－)。患者影像学表现见图2-7-13，支气管镜表现见图2-4-14。

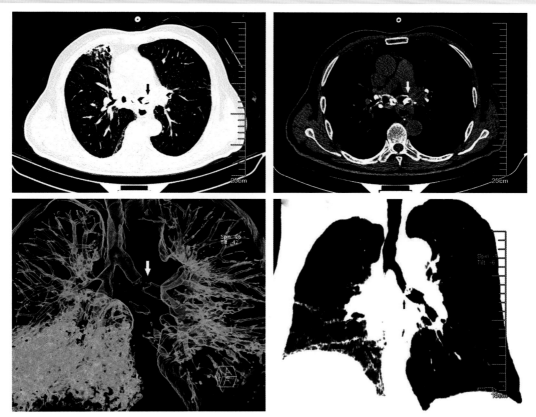

图 2-7-13　支气管结石

胸部CT及气道三维成像示胸段气管及双侧主支气管壁周围环状钙化灶，左侧主支气管内见充盈缺损影，纵隔窗见左主气管内不规则片状致密影，病灶近端距离气管分叉处约2.5cm，纵隔及双侧肺门内多发淋巴结增大、钙化(→)

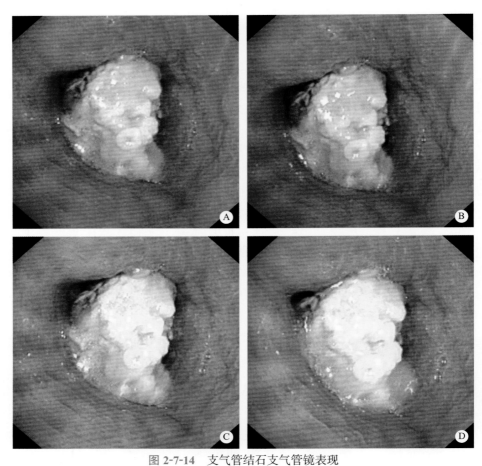

图 2-7-14　支气管结石支气管镜表现

左主支气管结石样异物阻塞管腔，质地硬，活动差，与周围组织粘连，不易取出。A. 左主支气管；B~D. 左主支气管上段

第八章 肺 栓 塞

　　肺栓塞（pulmonary embolism，PE）是因各种栓子阻塞肺动脉系统而导致的一组疾病或临床综合征的总称，包括肺血栓栓塞（PTE）、脂肪栓塞综合征、肿瘤栓塞、羊水栓塞、空气栓塞等。临床常见症状为不明原因的呼吸困难、胸痛、烦躁不安、晕厥、咯血、咳嗽、心悸等。在肺栓塞基础上进一步发生肺组织坏死者，肺动脉发生栓塞后，若其支配区的肺组织因血流受阻或中断而发生坏死，称为肺梗死（pulmonary infarction）。对于疑似肺栓塞病例，进一步行肺动脉 CT 血管造影（CTPA）、核素肺通气 / 灌注显像检查、磁共振肺动脉造影（MRPA）、肺动脉造影检查可确诊。临床上最常用的检查为 CTPA、核素肺通气 / 灌注显像检查。CTPA 可见肺动脉内低密度充盈缺损影。核素肺通气 / 灌注显像检查典型征象为与通气显像不匹配的灌注缺损。

　　病例 1　患者，男，71 岁，因"气喘、胸痛半个月，痰中带血 1 周"入院。患者半个月前无明显诱因出现活动后气喘，伴胸痛，右侧胸痛为主，为持续性刺痛，无发热、咳嗽、咳痰，无心悸，无黑蒙、晕厥；外院抗感染治疗，病情无好转，并出现咳嗽，痰中带血。既往史：体健，长期吸烟史，无近期手术及外伤史。入院查体：体温 36.4℃，脉搏 96 次 / 分，血压 105/63mmHg，呼吸频率 20 次 / 分；SaO₂ 86%，一般情况可，神志清楚，唇舌轻度发绀，胸廓正常，双肺语颤正常，双肺叩诊呈清音，双肺呼吸音粗，未闻及干、湿啰音；心、腹（－）。双下肢无水肿。辅助检查：血常规，白细胞 $9.6×10^9$/L，中性粒细胞百分比 73%，血红蛋白 125g/L，血小板 $190×10^9$/L。血气分析，pH 7.39，PaO₂ 53mmHg，PaCO₂ 42mmHg，[HCO₃⁻]22mmol/L，SaO₂ 86%，FiO₂ 21%。D- 二聚体 8.9μg/L(升高)，心肌损伤标志物 CTnI 0.12μg/L(升高)；心电图，窦性心律，心室率 95 次 / 分。双下肢静脉 B 超未见异常。肺动脉 CTA 示右肺动脉干栓塞。抗凝治疗后，病情好转。患者影像学表现见图 2-8-1。

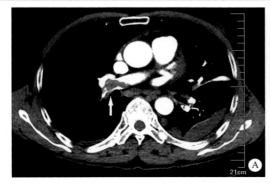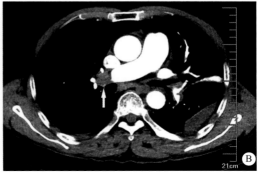

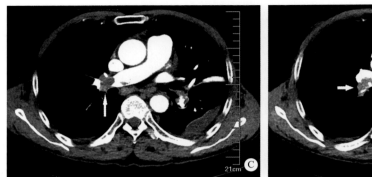
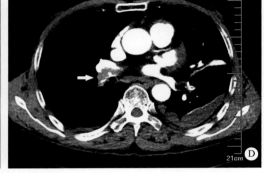

图 2-8-1　右肺动脉干栓塞

A~C. 肺动脉 CTA 纵隔窗示右肺动脉干充盈缺损（→）；D. 肺动脉 CTA 纵隔窗示右肺下动脉充盈缺损（→）

病例 2　患者，男，68 岁，因 "咳嗽、气促伴胸闷 3 个月" 入院。患者 3 个月前无明显诱因出现咳嗽，咳少量白色黏痰，气促伴胸闷，无发热、盗汗，无痰中带血及咯血，无心悸、胸痛，无黑蒙、晕厥等不适。既往患 "高血压" 1 年。入院查体：体温 36.5℃，脉搏 89 次 / 分，血压 135/68mmHg，呼吸频率 18 次 / 分；一般情况可，神志清楚，唇舌无发绀，胸廓正常，双肺语颤正常，双肺叩诊呈清音，双肺呼吸音无减低，双下肺可闻及少量湿啰音，未闻及哮鸣音，心、腹（－）。双下肢无水肿。辅助检查：血常规，白细胞 8.9×10^9/L，中性粒细胞百分比 75%，血红蛋白 130g/L，血小板 320×10^9/L。D- 二聚体 7.6μg/L(升高)，心肌损伤标志物 CTnI 0.08μg/L(正常)；心电图，窦性心律，心室率 88 次 / 分。B 超示双下肢深静脉血栓形成。肺动脉 CTA 示右肺栓塞。抗凝治疗，病情好转。患者影像学表现见图 2-8-2。

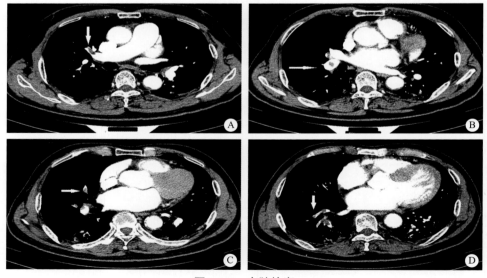

图 2-8-2　右肺栓塞

A. 肺动脉 CTA 纵隔窗示右肺上叶动脉管腔内充盈缺损（→）；B. 肺动脉 CTA 纵隔窗示右肺下肺动脉管腔内充盈缺损（→）；C. 肺动脉 CTA 纵隔窗示右肺中叶肺动脉管腔内充盈缺损（→）；D. 肺动脉 CTA 纵隔窗示右肺下叶基底段肺动脉管腔内多发充盈缺损（→）

病例3 患者，女，70岁，因"左侧胸痛伴气喘20余天"入院。患者20余天前无明显诱因出现左侧胸痛，为心前区，持续性疼痛，伴气喘，无心悸、胸闷，无发热、咳嗽、咳痰、咯血，无黑蒙、晕厥。1周前出现双下肢水肿。既往体健。入院查体：体温36.2℃，脉搏78次/分，血压108/62mmHg，呼吸频率19次/分；一般情况可，神志清楚，唇舌无发绀，胸廓正常，双肺语颤正常，双肺叩诊呈清音，双肺呼吸音清，双肺未闻及干、湿啰音，心、腹（－）。双下肢足背凹陷性水肿。辅助检查：血常规，白细胞6.8×10⁹/L，中性粒细胞百分比65%，血红蛋白127g/L，血小板280×10⁹/L。D-二聚体5.10μg/L（升高），心肌损伤标志物CTnI 0.05μg/L（正常）；心电图，窦性心律，心室率75次/分。B超示双下肢深静脉血栓形成。肺动脉CTA示左肺栓塞。抗凝治疗，病情好转。患者影像学表现见图2-8-3。

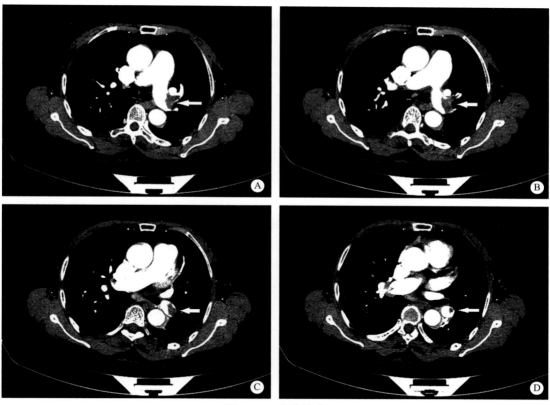

图 2-8-3 左肺栓塞

A、B. 肺动脉CTA纵隔窗示左肺动脉干、左肺上叶动脉起始段管腔内充盈缺损影（→）；C、D. 肺动脉CTA纵隔窗示左肺下动脉管腔内充盈缺损影（→）

第九章　其他肺部疾病

第一节　弥漫性泛细支气管炎

弥漫性泛细支气管炎 (diffuse panbronchiolitis，DPB) 是以肺部呼吸性细支气管为主要病变区域的特发性、弥漫性、炎性和阻塞性肺部疾病，可表现为慢性咳嗽、咳痰和劳力性呼吸困难，并伴有气流受限。病因不清，可能与人种特异性及遗传因素、慢性气道炎症、免疫系统功能障碍、慢性气道感染机制等因素有关。病理学特点是呼吸性细支气管区域的淋巴细胞、浆细胞、组织细胞等的浸润，以及淋巴滤泡的形成、呼吸性细支气管壁及其周围泡沫细胞的聚集。CT 可见两肺弥漫性小叶中心性颗粒状结节状阴影。肺功能主要为阻塞性通气功能障碍或混合型通气功能障碍。治疗首选红霉素、克拉霉素等大环内酯类，其他措施包括祛痰剂、扩张支气管药物等。

病例 1　患者，男，25 岁，因"咳嗽、咳痰 3 年，右侧胸痛半个月"入院。患者近 3 年来于受凉后反复出现咳嗽、咳痰，痰多为黄白色黏痰，半个月前出现胸痛，无发热、盗汗，无痰中带血及咯血，无胸闷气促。既往史：慢性鼻窦炎病史。入院查体：体温 36.8℃，脉搏 93 次 / 分，血压 117/80mmHg，呼吸频率 20 次 / 分；一般情况可，神志清楚，唇舌无发绀，胸廓正常，双肺语颤正常，双肺叩诊呈清音，双肺呼吸音低，右肺尤甚，双肺未闻及干、湿啰音，心、腹（-）。辅助检查：血常规，白细胞 9.8×10^9/L，中性粒细胞百分比 71%，血红蛋白 134g/L，血小板 250×10^9/L。支原体抗体 IgM（-）；肺功能提示轻度阻塞性通气功能障碍。胸部 CT 提示右肺泛细支气管炎。给予罗红霉素治疗后好转。患者影像学表现见图 2-9-1。

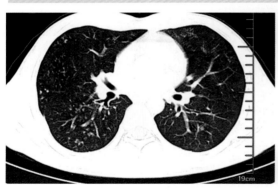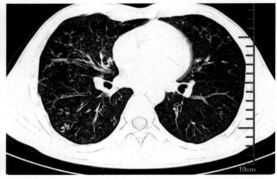

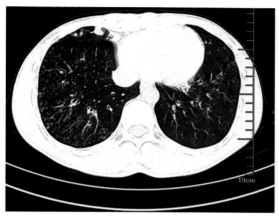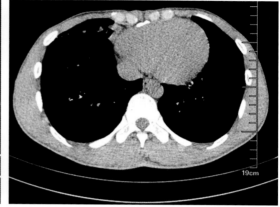

图 2-9-1 泛细支气管炎

肺部 CT 示右肺中叶及两肺下叶支气管管径增宽，管壁增厚，尤以右肺中叶为主，局部细支气管内充满分泌物（树芽征）；右肺上叶后段及两肺下叶背段、基底段多发小叶中心型分布的结节影

病例 2 患者，女，43 岁，因"咳嗽、活动后气促 20 余年，加重 3 月余"入院。患者近 20 余年来，反复出现咳嗽、咳少量黄白色黏痰，伴活动后气促，近 3 个月上述症状加重，偶有发热，无盗汗，无痰中带血及咯血，无心悸、胸痛，无夜间阵发性呼吸困难，无端坐呼吸。既往史：无特殊。入院查体：体温 36.6℃，脉搏 101 次 / 分，血压 114 /83mmHg，呼吸频率 21 次 / 分，SaO_2 85%，一般情况可，神志清楚，口唇、肢端轻度发绀，胸廓正常，双肺语颤稍减弱，双肺叩诊呈清音，双肺呼吸音粗，双肺底可闻及湿啰音，右肺可闻及哮鸣音；心、腹（-），无杵状指。辅助检查：血常规，白细胞 $9.8×10^9$/L，中性粒细胞百分比 71%，血红蛋白 134g/L，血小板 $250×10^9$/L。支原体抗体 IgM（-）；血气分析：pH 7.39，PaO_2 51.1mmHg，$PaCO_2$ 38mmHg，HCO_3^- 22.9mmol/L，SaO_2 85%，FiO_2 21%。肺功能检查示重度阻塞性通气功能障碍，弥散功能轻度下降。胸部 CT 示双肺泛细支气管炎（图 2-9-2）。患者痰培养出铜绿假单胞菌。病理结果提示支气管管壁及周围明显炎症细胞浸润，肺泡间纤维组织增生。

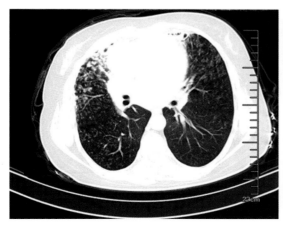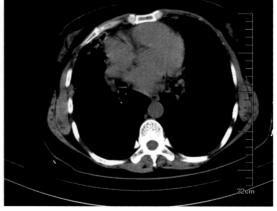

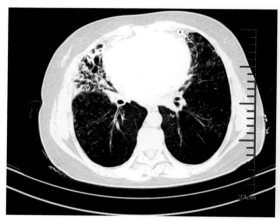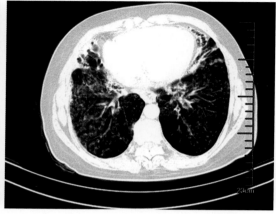

图 2-9-2　双肺泛细支气管炎

肺部 CT 示双肺纹理增多，双肺支气管管壁增厚，管壁周围见弥漫的（直径小于 5mm）、边界不清的结节影，双肺下叶为明显，左肺上叶舌段、右肺中叶、双肺下叶支气管扩张

第二节　肺泡微石症

肺泡微石症（pulmonary alveolar microlithiasis，PAM）是一种罕见的慢性肺部疾病，至今原因不明，有家族发病倾向。以肺泡内磷酸钙微结石沉积为特征，微结石呈同心圆状分层结构，由不同钙磷复合物组成。早期无症状或体征，多由体检发现，可逐渐出现气促、胸闷、胸痛、咳嗽、心悸等症状。目前尚无特效治疗方法，主要靠对症支持治疗。

病例　患者，女，48 岁，因"咳嗽 20 年，喘息 10 年，加重 3 天"入院。患者 20 年前无诱因间断出现咳嗽、咳黄白黏痰，无发热、乏力、盗汗，未予以重视，上述症状无明显变化，与季节无关。10 年前出现喘息，平卧位加重，坐起缓解，活动耐量稍减低；偶伴双侧胸痛，可自行缓解，与呼吸无关，3 天前咳嗽、喘息较前加重，稍事活动后即感明显气喘。既往无粉尘、毒物接触史。入院查体：体温 37.3℃，脉搏 124 次 / 分，血压 154/86mmHg，呼吸频率 25 次 / 分，SaO$_2$ 90%。一般情况差，神志清楚，唇舌稍发绀，胸廓正常，双肺语颤增强，双下肺呼吸音减弱，双肺可闻及湿啰音及爆裂音；心、腹（－）。辅助检查：血常规示白细胞 8.6×10^9/L，中性粒细胞百分比 76%，血红蛋白 120g/L，血小板 310×10^9/L。血气分析：pH 7.41，PaO$_2$ 57mmHg，PaCO$_2$ 34mmHg，[HCO$_3^-$] 23.9mmol/L，SaO$_2$ 90%，FiO$_2$ 21%。肺功能检查提示重度限制性通气功能障碍，弥散功能减退。支气管肺泡灌洗中发现微石，支气管肺泡灌洗液中嗜酸性粒细胞比例升高。胸部影像学提示双肺肺泡微石症。患者影像学表现见图 2-9-3。

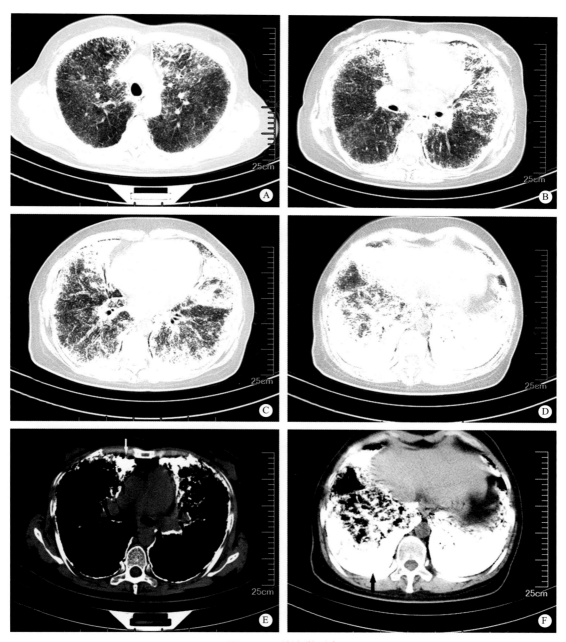

图 2-9-3　肺泡微石症

A~D. 胸部 CT 肺窗示双肺弥漫分布微小钙化密度阴影，直径多 1mm，部分融合成片，呈"暴沙"或"暴雪"样改变，以中下肺分布明显，且心缘及下叶后、内基底段最为密集，肺野呈片状高密度影。E、F. 胸部 CT 纵隔窗示肺部阴影密度呈钙化密度(→)

第三节　结　节　病

　　结节病（sarcoidosis）是一种以非干酪样坏死性上皮细胞肉芽肿为病理特征的肉芽肿性

疾病，病因不明，常侵犯双侧肺门和纵隔淋巴结，其次为肺、眼、皮肤、肝脏、脾脏、肾脏、骨髓、神经系统等全身多个器官。起病隐匿，约 1/3 的患者可出现发热、乏力、咳嗽、体重减轻等。胸部结节病的影像学可有两种表现：不伴有肺内异常的淋巴结肿大及伴或不伴有淋巴结肿大的弥漫性肺部病变，典型的肺实质改变为双侧、对称分布，最常见的表现为结节与网格状结节影。肺部结节病 X 线改变可分为四组或四期。0 期：无异常显示；Ⅰ期：肺门与纵隔淋巴结肿大不伴有肺内异常；Ⅱ期：肺门与纵隔淋巴结肿大伴有肺内异常。本病为自限性疾病，自行缓解者预后良好。有症状及进展的Ⅱ、Ⅲ期患者可考虑糖皮质激素治疗。

1. 影像学

　　病例1　患者，女，43 岁，因"反复咳嗽、咳痰 4 个月"入院。患者 4 个月前无明显诱因出现咳嗽，以干咳为主，偶有白色黏痰，无发热、盗汗，无咯血及痰中带血，无心悸、胸痛及呼吸困难。体重无明显变化。既往史：否认吸烟史、糖尿病、手术史及恶性肿瘤家族遗传史。入院查体：体温 36.7℃，脉搏 76 次 / 分，血压 108/73mmHg，呼吸频率 18 次 / 分；一般情况可，神志清楚，唇舌、肢端无发绀，胸廓正常，双肺语颤正常，双肺呼吸音清，双肺未闻及干、湿啰音；心、腹（-）。辅助检查：血常规，白细胞 5.3×10^9/L，中性粒细胞百分比 64%，血红蛋白 131g/L，血小板 270×10^9/L。结核菌素试验（-）。胸部 CT 提示纵隔及双侧肺门区可见多发淋巴结影（图 2-9-4）。外科纵隔镜病理活检诊断为结节病。

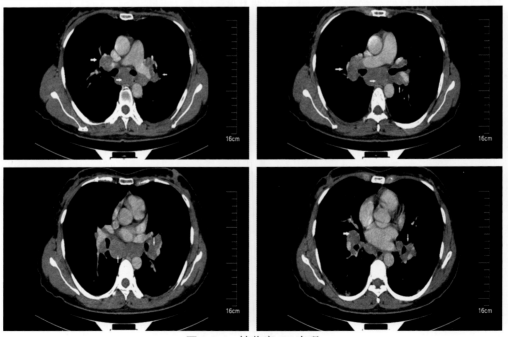

图 2-9-4　结节病 CT 表现

胸部 CT 纵隔窗示纵隔及双侧肺门区多发淋巴结影，部分肿大、融合（→）

病例2　患者，男，34岁，因咳嗽、咳痰1月余就诊于当地医院，患者1个月前无明显诱因出现咳嗽，以干咳为主，偶有白色黏痰，无发热、盗汗，无咯血及痰中带血，无心悸、胸痛及呼吸困难。行CT检查提示：①纵隔、双肺门多发肿大淋巴结，右肺中叶阻塞性炎性变；②左肺散在小结节影。后口服抗生素治疗1周，咳嗽、咳痰有所好转，复查CT上述病灶未见明显改善。既往史：否认吸烟史、糖尿病史、手术史及恶性肿瘤家族遗传史。入院查体：体温36.3℃，脉搏85次/分，血压115/76mmHg，呼吸频率20次/分；一般情况可，神志清楚，唇舌、肢端无发绀，胸廓正常，双肺语颤正常，双肺呼吸音清，双肺未闻及干、湿啰音；心、腹（-）。辅助检查：血常规，白细胞6.5×10^9/L，中性粒细胞百分比68%，血红蛋白133g/L，血小板325×10^9/L。结核菌素试验（-）。胸部PET/CT提示纵隔及双肺门多个淋巴结肿大（图2-9-5）。外科病理活检考虑结节病可能。给予激素治疗3个月后，复查淋巴结较前明显缩小。

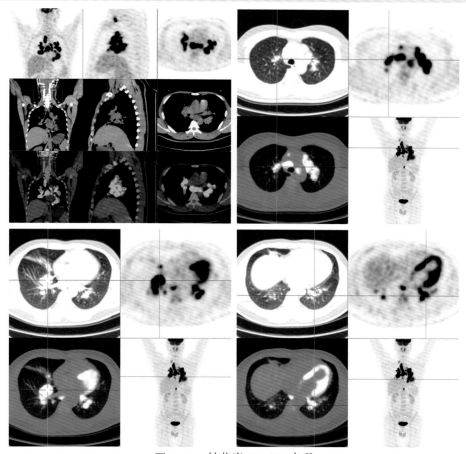

图 2-9-5　结节病 PET/CT 表现

胸部PET/CT示纵隔（1~8区）及双肺门可见多个肿大淋巴影，部分融合呈团块状，放射性摄取明显增高，SUV_{max}为23.9，其中纵隔内较大者从1R区延伸至4R区，范围为3.0cm×2.4cm×6.5cm；右肺门较大者大小约3.6cm×2.8cm×3.0cm，放射性异常浓聚，SUV_{max}为27.0，邻近右肺中叶支气管受压，远端右肺中叶部分膨胀不全并可见条索状、斑片状影，未见放射性异常浓聚；双肺散在分布大小不等结节影，沿血管支气管束走行，较大者位于左肺下叶后基底段，大小约1.6cm×1.2cm，放射性摄取增高，浓聚程度较高者位于右肺下叶后基底段，SUV_{max}为11.7

2. 病理学（图 2-9-6）

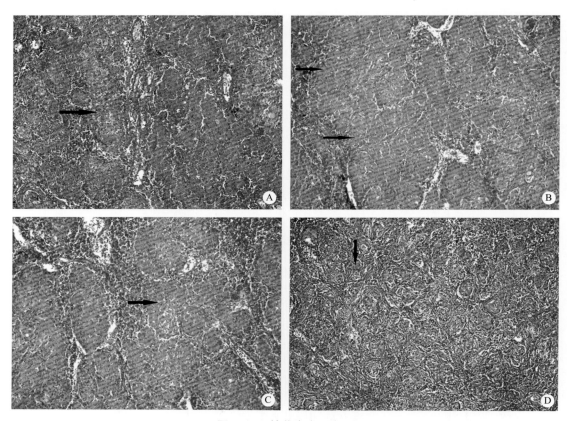

图 2-9-6   结节病病理表现

显微镜下见病变内多个边界清楚的上皮样细胞结节，结节内无干酪样坏死（→）。A~C. 100×；D. 400×

第四节 肺 水 肿

肺水肿（pulmonary edema）指由于某种原因引起肺内组织液的生成和回流平衡失调，使大量组织液积聚于肺组织内的状态。主要临床表现为重度呼吸困难、端坐呼吸、大汗淋漓、心悸、阵发性咳嗽伴大量白色或粉红色泡沫痰、发绀、双肺布满湿啰音等。肺微血管压增高（静水压性或心源性肺水肿）或微血管内皮屏障的通透性增加（渗透性或非心源性肺水肿）均可造成肺水肿。肺水肿可有两种影像学表现，间质为主的肺水肿高分辨率 CT（HRCT）可表现为小叶间隔增厚、叶间裂与支气管血管周围结缔组织增厚；肺泡水肿可造成磨玻璃样密度与实变区，主要累及肺门周围与肺低垂的区域，也可表现为不规则分布，如单侧或不对称性，或弥漫性病变。

　　病例 1　患者，男，70 岁，因"胸痛、气喘 3 个月，加重 2 小时"入院。患者 3 个月前因胸痛气短，于当地医院就诊被诊断为冠心病、急性非 ST 段抬高型心肌梗死、心脏扩大 Killips Ⅲ 级，未给予特殊处理，未正规服药，后胸痛、气喘反复发作，多与活动有关，休息后缓解，近 1 天患者与家人生气后出现胸痛、气喘加重，夜间不能平卧，2 小时前咳大量泡沫痰，有血丝。入院后经强心、利尿等治疗后好转出院。入院查体：体温 36.5℃，脉搏 62 次 / 分，血压 127/81mmHg，呼吸频率 20 次 / 分；神志清楚，唇舌、肢端无发绀，半卧位颈静脉怒张，胸廓正常，语颤正常，呼吸音粗，可闻及散在湿啰音；心率 62 次 / 分，心律齐，腹平软，双下肢胫前水肿。辅助检查：血常规，白细胞 7.3×10^9/L，中性粒细胞百分比 78%，血红蛋白 140g/L，血小板 250×10^9/L，脑钠肽（BNP）15 380pg/ml。心电图：窦性心律，陈旧性下壁心肌梗死。床旁超声心动图提示左室舒张末前后径（LVD）62mm，左室收缩末前后径（LVS）48mm，室间隔（IVS）8mm，左房前后径（LA）40mm，右室前后径（RV）36mm，余房室径正常，肺动脉压 30mmHg。胸部 CT 提示双肺门蝶形阴影（治疗前），双肺病灶吸收（治疗后）（图 2-9-7）。

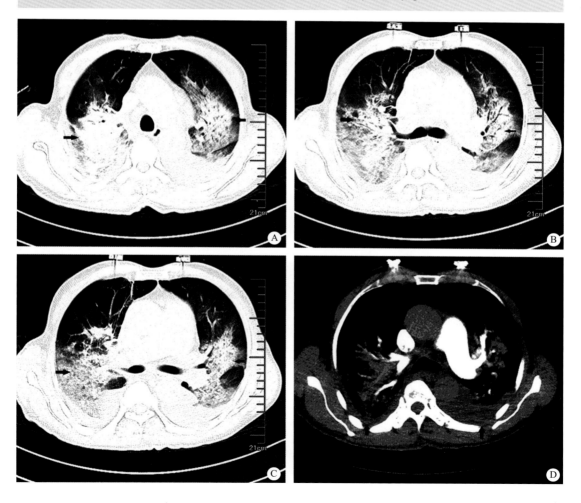

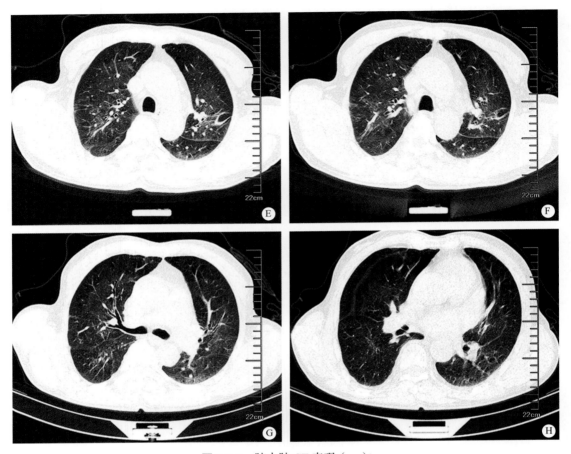

图 2-9-7　肺水肿 CT 表现（一）

A~C.治疗前胸部 CT 影像肺窗检查示双肺实变，主要累及肺门周围（蝶形阴影，→）；D.治疗前纵隔窗示治疗前，双侧少量胸腔积液（→）；E~H.治疗后复查，胸部 CT 影像示病灶吸收

　　病例 2　患者，男，41 岁，因"咳嗽、发热 1 周，呼吸困难 3 天"入院。入院查体：体温 36.9℃，脉搏 89 次 / 分，血压 101/64mmHg，呼吸频率 22 次 / 分；SPO$_2$ 72%，一般情况欠佳，神志清楚，唇舌发绀，高枕卧位颈静脉无怒张，胸廓正常，双肺语颤减低，双肺呼吸音低，可闻及湿啰音，未闻及干啰音；心率 89 次 / 分，律齐，腹平软，无压痛，肝脾未触及，双下肢无水肿。诊断：①重症肺炎；②急性呼吸窘迫综合征。既往史：长期吸烟史。辅助检查：血常规，白细胞 3.26×10^9/L，淋巴粒细胞百分比 50%，血红蛋白 115g/L，血小板 420×10^9/L，BNP 30pg/ml。心电图：窦性心律，心室率 85 次 / 分。心脏彩超未见明显异常。血气分析：pH 7.43，PaO$_2$ 50mmHg，PaCO$_2$ 36mmHg，[HCO$_3^-$]23.9mmol/L，SaO$_2$ 82%，FiO$_2$ 40%。胸部 CT：双肺多发斑片渗出性病灶（图 2-9-8）。

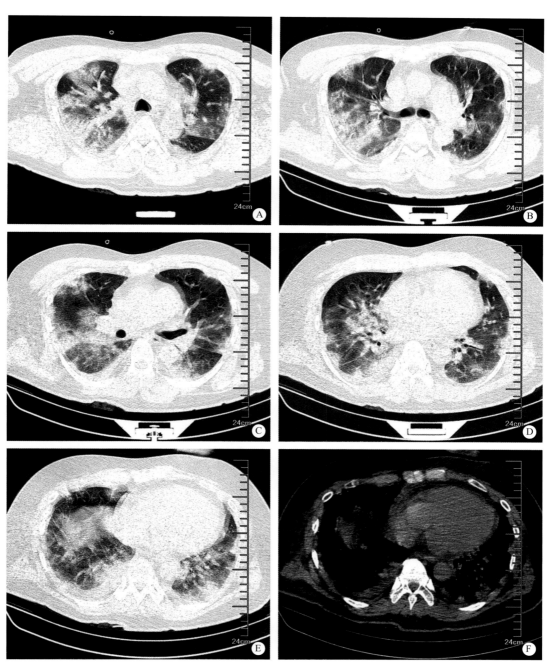

图 2-9-8　肺水肿 CT 表现（二）

胸部 CT 肺窗（A~E）和纵隔窗（F）示双肺多发斑片状渗出性病灶

第五节　气管支气管骨化症

　　气管支气管骨化症（tracheobroncheopathia osteochondroplastica，TO），是一种临床上十分罕见的疾病，其在肺组织内有广泛异位骨组织形成。本病多继发于慢性肺部疾病，少数可为特发性。病因和发病机制尚不完全清楚，细胞组织损伤、炎症刺激、碱性环境、遗传易感性等多种因素共同参与其发病过程，该病可特发或产生于各种心肺外疾病，可能与肺组织慢性炎症、肺间质纤维化和反复肺损伤有关。临床症状通常不明显，该病常被其他肺部疾病的临床和影像表现所掩盖，因此常被误诊为肺结核、弥散性肺间质纤维化、肺尘埃沉着病等。影像学检查可见弥漫分布粟粒状、分支状或珊瑚礁状钙化影。组织学检查肺组织内有成熟的骨化灶，时可见骨髓组织，可分布于肺泡间、小叶间等肺间质内，也可沿终末呼吸道呈树状分布。目前尚无确切有效的治疗方法。

1. 影像学

　　病例　患者，男，41 岁，因"体检发现肺部阴影 2 月余"入院。患者 2 个多月前体检时发现肺部阴影，无发热、盗汗，咳嗽、咳痰；无呼吸困难、体重减轻等症状。既往体健。入院查体：体温 36.7℃，脉搏 81 次 / 分，血压 122/73mmHg，呼吸频率 19 次 / 分；一般情况可，神志清楚，唇舌无发绀，胸廓正常，双肺语颤正常，双肺叩诊呈清音，双肺呼吸音清，未闻及干、湿啰音；心、腹（－）。双下肢无水肿。辅助检查：白细胞 7.36×10^9/L，中性粒细胞百分比 63%，血红蛋白 128g/L，血小板 246×10^9/L。结核 γ 干扰素试验（－）。纤维支气管镜涂片未查见结核杆菌。肺部 CT 提示双肺散在多发结节状高密度影、细小网格影（图 2-9-9）。肿瘤标志物未见明显升高。外科肺活检提示气管支气管骨化症。

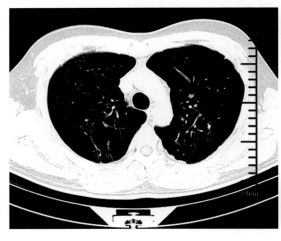
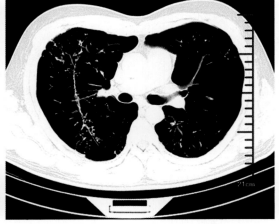

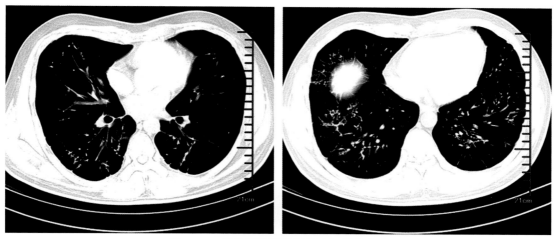

图 2-9-9　特发性弥漫性气管支气管骨化症

肺部 CT 肺窗示双肺散在多发结节状高密度影、细小网格状影

2. 病理学（图 2-9-10）

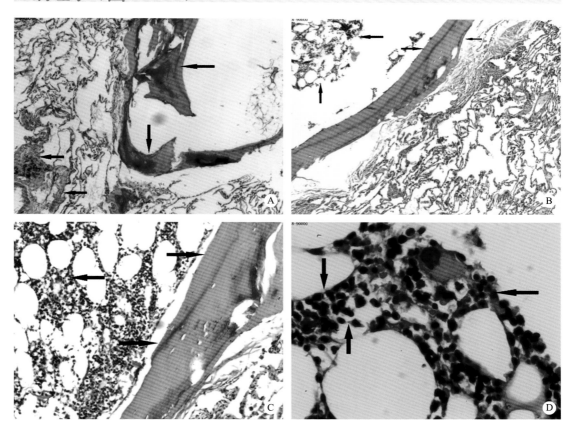

图 2-9-10　气管支气管骨化症

显微镜下肺实质内见少许骨组织 (A~C 右侧箭头)，骨小梁间可见骨髓组织（A~C 左侧箭头及 D 箭头）。A、B. 100×；
C. 200×；D. 400×

第六节 肺淋巴管平滑肌瘤病

肺淋巴管平滑肌瘤病（pulmonary lymphangioleiomymatosis，PLAM）是一种主要发生于育龄期女性的罕见的慢性进展的肺部疾病，平均诊断年龄为40岁，常见临床表现有气胸、乳糜胸、呼吸困难、咯血、胸痛等。病理可见异常增生的梭状平滑肌样和血管周围上皮样肿瘤细胞。典型的胸部CT可见双肺弥漫性薄壁囊性改变，伴或不伴有气胸和乳糜胸改变。目前治疗主要采用西罗莫司及对症治疗。

1. 影像学

病例 患者，女，30岁，因"发热7天，咳嗽5天"入院。患者7天前受凉后出现发热，体温最高39.5℃；5天前出现咳嗽，以干咳为主，偶咳少量白色泡沫痰，无盗汗，无痰中带血及咯血，无心悸、胸痛、呼吸困难等不适。既往史：肺病理活检诊断为淋巴管平滑肌瘤病。入院查体：体温36.2℃，脉搏72次/分，血压105/68mmHg，呼吸频率18次/分；一般情况可，神志清楚，唇舌无发绀，胸廓正常，双肺语颤正常，叩诊呈清音，双肺呼吸音清，未闻及干、湿啰音；心、腹（-）。双下肢无水肿。辅助检查：胸部CT提示双肺弥漫小囊状改变（图2-9-11）。肺病理活检诊断为淋巴管平滑肌瘤病。

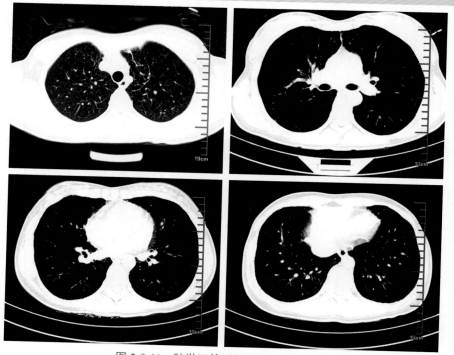

图 2-9-11 肺淋巴管平滑肌瘤病 CT 表现
胸部 CT 肺窗示双肺弥漫小囊状改变，气囊壁薄光滑，直径 5~10mm

2.病理学（图 2-9-12）

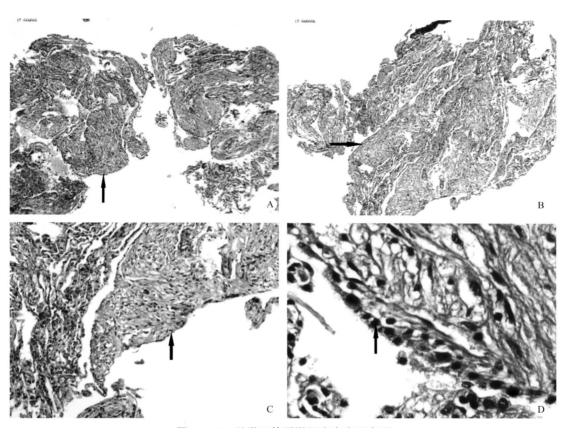

图 2-9-12　肺淋巴管平滑肌瘤病病理表现

显微镜下肺泡腔内见肿瘤生长，瘤细胞梭形、束状排列，细胞异型性小（→）。A、B.100×；C.200；D.400×

第七节　肺泡蛋白沉积症

　　肺泡蛋白沉积症（pulmonary alveolar proteinosis，PAP）是一种病因不明的慢性肺部疾病，以肺泡内大量磷脂蛋白样物质沉积为特征。临床发病男性多于女性，主要表现为进行性的活动后气促，少量咳嗽、咳痰，继发感染后可出现脓痰增多，可出现发热、乏力、胸痛等症状。光镜下可见肺泡及细支气管内充满无形态的 PAS 染色阳性的富磷脂物质。CT 呈磨玻璃影或网格及斑片状影，病变与周围肺组织可有明显的界限且边界不规则而呈"地图样"改变。肺功能可正常或呈轻度的限制性通气功能障碍，大部分患者为肺弥散功能下降，多与肺泡内沉积大量蛋白样物质有关。目前认为全肺灌洗是最有效的治疗手段。

1. 影像学

病例1　患者，女，48岁，因"活动后气促2年，咳嗽约2个月"入院。患者2年前无明显诱因出现活动后气促，渐进性加重，2个月前出现咳嗽，偶尔咳少许白色黏痰，无发热、盗汗；无咯血。偶感胸部隐痛，近期体重下降大约2.5kg。既往史：无特殊。入院查体：体温36.3℃，脉搏75次/分，血压115/70mmHg，呼吸频率17次/分；一般情况可，神志清楚，唇舌无发绀，胸廓正常，双肺语颤正常，叩诊呈清音，双肺呼吸音清，未闻及干、湿啰音；心、腹（－）。双下肢无水肿。辅助检查：LDH 503U/L(升高)，肺功能检查提示轻度限制性通气功能障碍，弥散功能降低。胸部CT提示双肺多发散在磨玻璃云絮状影，部分呈"铺路石样"或"地图样"改变（图2-9-13）。支气管镜肺活检提示肺泡蛋白沉积症。支气管肺泡灌洗液PAS（过磺酸雪夫）染色阳性。

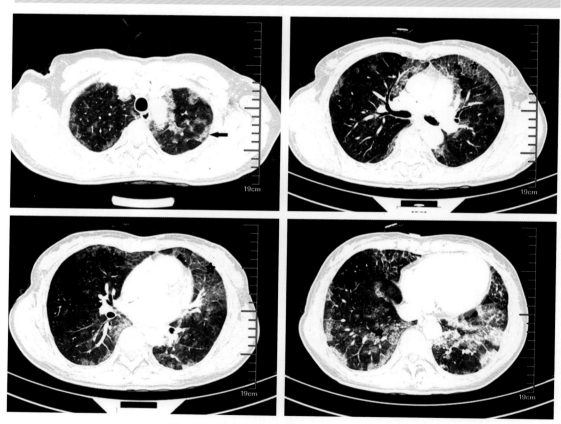

图2-9-13　肺泡蛋白沉积症CT表现（一）

胸部CT肺窗示双肺野多发散在磨玻璃样云絮状病灶，边缘较清楚，分布不均匀，呈"地图样"改变（→），部分病灶实变影与小叶间隔增厚交织呈"铺路石样"改变（☆）

病例 2　患者，男，25 岁，因"咳嗽半年"入院。患者半年前无明显诱因出现咳嗽，昼夜均咳，活动时为甚，无痰。既往史：无特殊。入院查体：体温 36.5℃，脉搏 77 次 / 分，血压 120/78mmHg，呼吸频率 18 次 / 分；一般情况可，神志清楚，唇舌无发绀，胸廓正常，双肺语颤正常，叩诊呈清音，双肺呼吸音清，未闻及干、湿啰音；心、腹（−）。双下肢无水肿。辅助检查：LDH 420U/L(升高)，肺功能检查提示轻度限制性通气功能障碍，弥散功能降低。胸部 CT 提示双肺散在斑片状影，小叶间隔增厚，部分呈"铺路石样"改变（图 2-9-14）。支气管肺泡灌洗液 PAS 染色阳性。

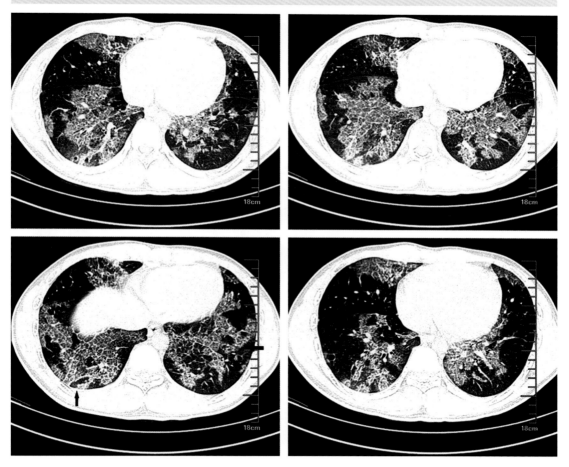

图 2-9-14　肺泡蛋白沉积症 CT 表现（二）

胸部 CT 肺窗示双肺散在斑片状高密度影，小叶间隔增厚，部分呈"铺路石样"改变（→）

病例 3　患者，男，51 岁，因"反复咳嗽、气喘 2 年，加重 1 个月"入院。患者 2 年前无明显诱因出现咳嗽，干咳为主，偶尔咳少许白色黏痰，伴活动后气喘，无发热、盗汗；无咯血。近 1 个月咳嗽、气喘较前加重。既往史：有煤矿工作史 3 年。无家族史。入院查体：体温 36.8℃，脉搏 82 次 / 分，血压 125/80mmHg，呼吸频率 17 次 / 分；一般情况可，神志清楚，唇舌无发绀，胸廓正常，双肺语颤正常，双肺叩诊呈清音，双肺呼吸音低，双肺底可闻及湿啰音；心、腹（－）。双下肢无水肿。辅助检查：LDH 673U/L（升高），肺功能检查提示通气功能正常，弥散功能下降。胸部 CT 提示双肺弥漫分布斑片状磨玻璃影，伴小叶间隔增厚（图 2-9-15）。支气管肺泡灌洗液呈乳白色，PAS 染色阳性。

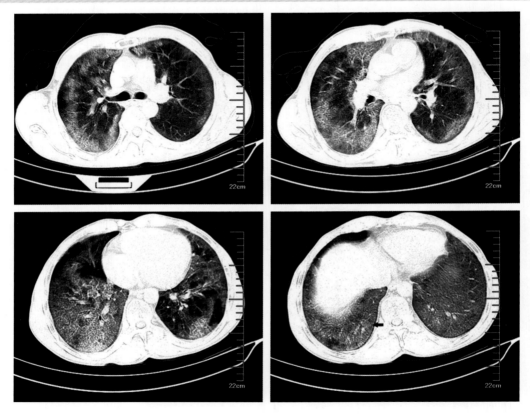

图 2-9-15　肺泡蛋白沉积症 CT 表现（三）

胸部 CT 肺窗示双肺弥漫性分布斑片状磨玻璃影，伴小叶间隔增厚（→）

　　病例 4　患者，女，44 岁，因"咳嗽、咳痰 5 年，加重伴发热 12 天"入院。患者 5 年前无明显诱因出现咳嗽、咳痰，偶咳白色黏痰，昼夜均咳，活动时为甚，无发热、盗汗，无痰中带血及咯血，无呼吸困难；12 天前因受凉后咳嗽、咳痰加重，咳黄脓痰，伴发热，最高 39℃。既往史：无特殊。入院查体：体温 36.8℃，脉搏 81 次 / 分，血压 135/78mmHg，呼吸频率 20 次 / 分；一般情况可，神志清楚，唇舌无发绀，胸廓正常，双肺语颤正常，叩诊呈清音，双肺呼吸音清，未闻及干、湿啰音；心、腹（－）。双下肢无水肿。辅助检查：LDH 354U/L（升高），肺功能检查提示轻度限制性通气功能障碍，弥散功能降低。胸部 CT 提示双肺散在斑片状实变影，呈"铺路石"征（图 2-9-16）。支气管肺泡灌洗液呈乳白色，PAS 染色阳性。

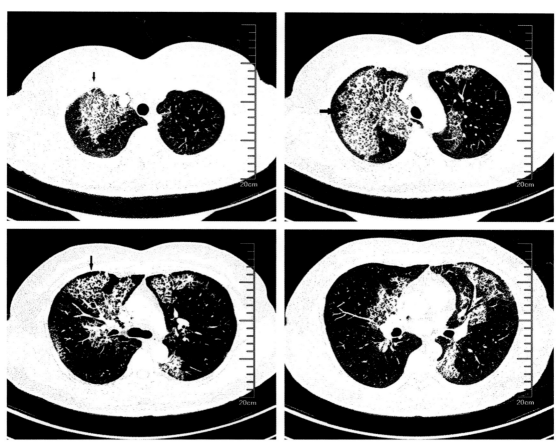

图 2-9-16　肺泡蛋白沉积症 CT 表现（四）

胸部 CT 肺窗示双肺散在多发斑片状实变影，呈"铺路石"征（→）

2. 病理学（图 2-9-17）

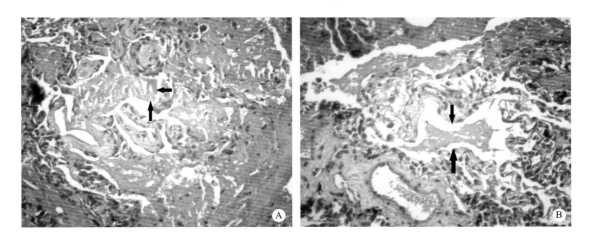

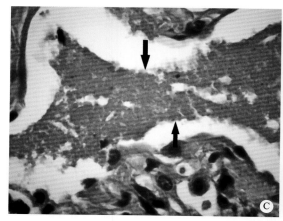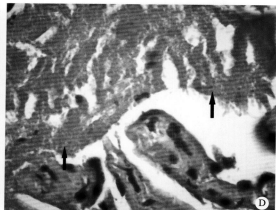

图 2-9-17　肺泡蛋白沉积症病理表现

显微镜下见肺泡腔内粉红色蛋白液渗出、沉积（→）。A、B. 200×；C、D. 400×

第八节　外源性过敏性肺泡炎

　　外源性过敏性肺泡炎（extrinsic allergic alveolitis，EAA），指易感人群反复吸入有机粉尘抗原后诱发的肺部炎症反应性疾病，也称为过敏性肺炎。吸入微生物、动物蛋白、低分子化合物等都可能诱发该病，其中农民在农作中吸入发霉干草中的嗜热放线菌或热吸水链霉菌孢子所致的农民肺，是该病的典型形式。发病机制主要是Ⅲ型和Ⅳ型超敏反应。发病形式、所处的疾病阶段不同，病理学表现不同，急性、亚急性和慢性的病理改变可以重叠，特征性的病理改变是以淋巴细胞渗出为主的慢性间质性肺炎，以及气道中心炎症和散在分布的非干酪样坏死性小肉芽肿。一般在明确的职业或者环境抗原接触4~8小时后开始出现"流感"样症状，伴胸闷、呼吸困难和咳嗽，6~24小时症状最为典型。查体双肺底可闻及细湿啰音或爆裂音，偶可闻及哮鸣音。脱离过敏原病情可于24~72小时迅速缓解。长期暴露于低强度抗原则可表现为慢性形式，即隐匿发展的呼吸困难伴咳嗽咳痰、体重下降，也可表现为亚急性形式。外周血嗜酸性粒细胞正常。支气管肺泡灌洗液淋巴细胞可高达40%。肺功能表现为弥散功能障碍、限制性通气功能障碍，也可有轻度气道阻塞。影像学表现：急性者表现为弥漫性磨玻璃影；亚急性者表现为弥漫分布的小叶中心结节、斑片状磨玻璃影及马赛克征象；慢性者主要表现为小叶间隔和小叶内间质不规则增厚，蜂窝肺伴牵拉性支气管扩张和肺大疱。诊断需要结合抗原接触史、症状、影像学、肺功能及支气管肺泡灌洗液等综合考虑。根本治疗措施为脱离过敏原。糖皮质激素的近期疗效肯定，远期疗效不确定。

1. 影像学

　　病例　患者，女，45岁，因"咳嗽、咳痰伴喘息1个月"入院。职业为农民。咳嗽，咳少量白色黏液痰，伴喘息，活动后加重，以及乏力和体重下降1kg，无发热、盗汗、咯血等。查体：一般情况可，神志清楚，查体合作。口唇无发绀，双肺呼吸音粗，肺底可闻及少许湿啰音，心律齐，双下肢无水肿。既往慢性咳嗽病史5年。血中性粒细胞、嗜酸性粒细胞无升高，球蛋白 IgG、IgM 及 IgA 轻度升高，血清补体正常，类风湿因子阳性。肺功能检查显示限制性通气功能障碍、肺活量下降及弥散功能降低。外科胸腔镜病理活检诊断：过敏性肺泡炎。患者影像学表现见图2-9-18。

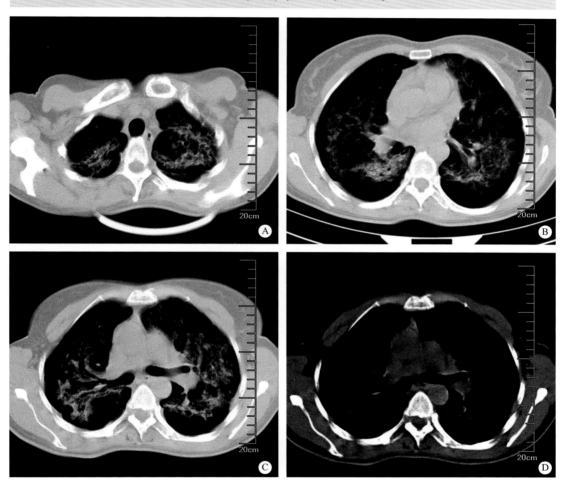

图 2-9-18　外源性过敏性肺泡炎 CT 表现

胸部 CT 肺窗（A~C）及胸部 CT 纵隔窗（D）示双肺多发斑片状、条索状高密度影，双肺上叶明显，病变边缘模糊不清，双侧胸膜增厚粘连

2. 病理学（图 2-9-19）

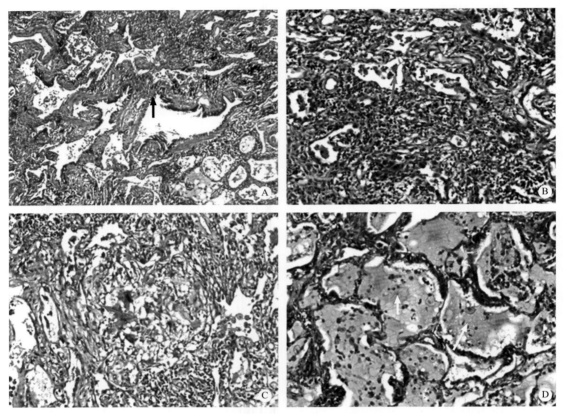

图 2-9-19　外源性过敏性肺泡炎病理表现

细支气管及其周围组织呈慢性炎症改变，肺泡间质纤维组织增生及炎症细胞浸润（黑色箭头），肺泡腔内可见尘细胞（红色箭头）（A、B），偶见非典型性肉芽肿性炎（蓝色箭头）（C）；部分区域肺泡腔内可见蛋白水肿液（白色箭头）（D）。A. 40×；B. 200×；C. 100×；D. 400×

第十章　胸膜疾病

第一节　结核性胸膜炎

结核性胸膜炎（tuberculous pleuritis）是机体对结核分枝杆菌蛋白成分处于高度过敏状态时，结核分枝杆菌侵犯胸膜而引起的胸膜炎症，是最常见的感染性胸膜疾病，好发于青壮年，男性多于女性。引起结核性胸膜炎的病原体是结核分枝杆菌。临床表现多为胸痛并常伴有干咳、低热、盗汗、消瘦等结核中毒症状。治疗主要是抗结核治疗，也可辅以糖皮质激素及胸膜腔穿刺抽液等治疗方法。

1. 影像学

病例　患者，女，40岁，因"反复胸痛1月余，咳嗽10天"入院。咳少量白色黏痰，伴低热、盗汗，体重下降2kg。既往体健。查体：右肩胛下角线第七肋间及以下叩诊浊音，语颤减低，呼吸音低，双肺未闻及啰音，其余系统查体无异常。胸腔积液送检提示渗出性胸腔积液，结核γ干扰素释放试验阳性。内科胸腔镜活检提示结核肉芽肿。患者影像学表现见图 2-10-1。

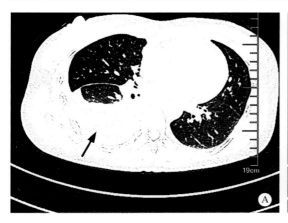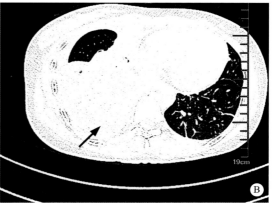

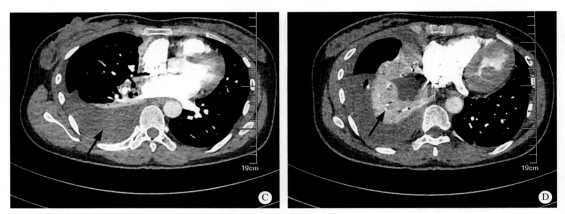

图 2-10-1　结核性胸膜炎

A、B.胸部 CT 肺窗示右侧大量胸腔积液（→）；C、D.胸部增强 CT 纵隔窗示右侧大量胸腔积液，压迫性肺不张（→）

2. 病理学（图 2-10-2）

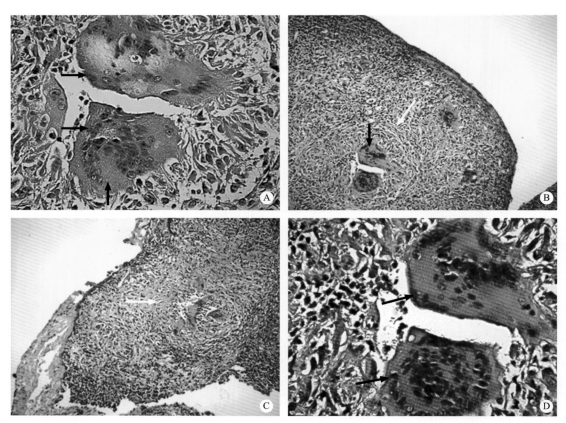

图 2-10-2　胸膜结核

显微镜下见多个上皮样细胞结节（白色箭头），伴朗汉斯巨细胞浸润（黑色箭头），坏死不明显。A、D. 400×；B、C. 100×

第二节　间　皮　瘤

胸膜间皮瘤（pleural mesothelioma）指原发于胸膜间皮组织或胸膜下间质组织的一种少见肿瘤。发病年龄较大，多为 40~70 岁。根据细胞类型、病变范围和恶性程度，胸膜间皮瘤可分为局限型和弥漫型两种，前者可分为良性或低度恶性，后者均为高度恶性。本病起病隐匿，早期多无明显临床症状，当肿瘤增大时可压迫肺组织出现胸痛、干咳及活动时气促、乏力，部分患者有关节痛、低血糖等表现。手术切除为最佳治疗方案，也可行化疗、姑息性放疗、胸膜固定术等方法。

1. 影像学

病例　患者，女，60 岁，因"咳嗽、胸痛 20 余天"入院。干咳无痰，伴活动后气促，伴乏力，无发热，无咯血，外院行胸腔闭式引流术后气促、咳嗽症状减轻。既往体健。查体：右侧中下肺语颤减弱，呼吸音低，双肺未闻及啰音，其余查体无异常。入院后行胸膜活检，病理：恶性间皮瘤。患者影像学表现见图 2-10-3。

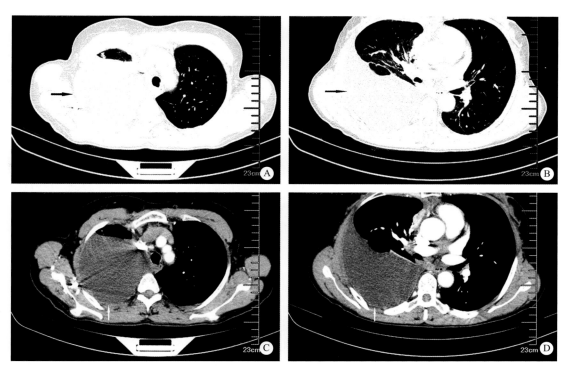

图 2-10-3　胸膜恶性间皮瘤

A、B. 胸部 CT 肺窗示右侧大量胸腔积液（→）；C、D. 胸部增强 CT 纵隔窗示右侧大量胸腔积液、弥漫性不规则胸膜增厚和突向胸膜腔内的多发结节（→）

2. 病理学（图2-10-4）

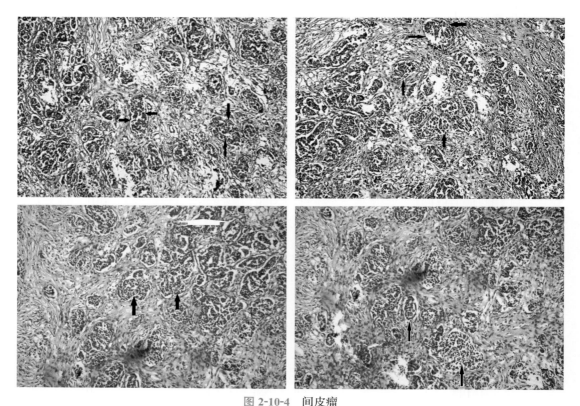

图2-10-4　间皮瘤

显微镜下可见肿瘤向上皮方向分化，多角形、卵圆形或立方形细胞，呈腺泡状、管状及乳头状（→）（100×）

第三节　胸膜肉瘤

　　肉瘤 (sarcoma) 指来源于间叶组织包括结缔组织和肌肉的恶性肿瘤，多发生于皮肤、皮下、骨膜及长骨两端，胸膜发生少见。原发性胸膜肉瘤是罕见的胸膜恶性肿瘤。多于青春期及青年期发病，病程较长。临床表现可为胸痛、干咳、活动时气促、乏力等症状。治疗方法有手术、化疗、放疗等，尤其对化疗敏感。

1. 影像学

　　病例　患者，男，89岁，因"发现右胸壁包块5月余"入院。包块逐渐增大。无发热、胸痛、咯血、咳嗽等。既往体健。查体：右胸壁腋中线6~10肋间可见直径大小约8cm的包块，表面无红肿，见静脉曲张，质韧，无压痛，边界不清，活动度差，无波动感，其余查体无异常。入院后行右侧胸壁软组织及胸膜活检，提示未分化肉瘤。患者影像学表现见图2-10-5。

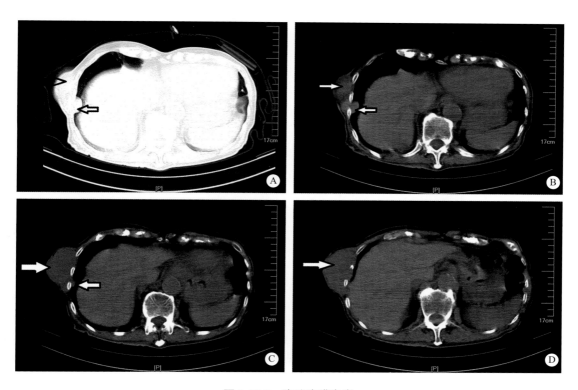

图 2-10-5 胸壁胸膜肉瘤

A~C. 右侧胸壁肿块影，向外突出，大小约 7.4cm×4.4cm，边缘尚清晰（→），旁见另一胸膜结节影，大小约 2.6cm×2.2cm，向胸膜腔内突出生长（→）；D. 右侧胸壁肿块影（→）

2. 病理学（图 2-10-6）

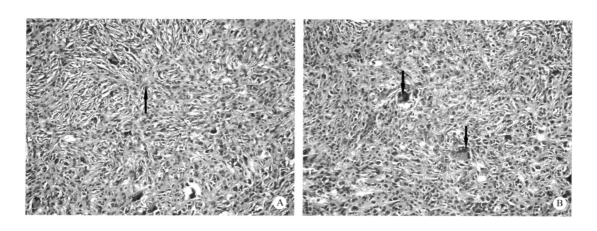

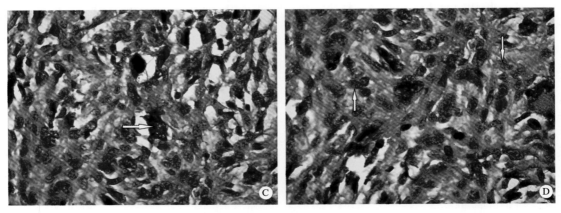

图 2-10-6　肉瘤

A. 低倍显微镜下见瘤细胞呈梭形、束状排列（→）；B、C. 散在多核巨细胞（→）；D. 细胞异型、核大深染（→）。
A、B. 100×；C、D. 400×

第四节　脓胸及肺炎旁胸腔积液

　　肺炎旁胸腔积液（parapneumonic effusion）指肺炎、肺脓肿和支气管扩张感染引起的胸腔积液。胸腔积液呈草黄色，白细胞明显升高，以中性粒细胞为主，葡萄糖水平和 pH 降低。患者多有发热、咳嗽、咳痰、胸痛等症状。脓胸是胸腔内致病菌感染造成积脓，多与未能有效控制肺部感染、致病菌直接侵袭穿破入胸腔有关。胸腔积液呈脓性、黏稠。常见细菌为金黄色葡萄球菌、肺炎链球菌、化脓性链球菌等，且多合并厌氧菌感染。急性脓胸常表现为高热、胸痛；慢性脓胸有胸膜增厚、胸廓塌陷、慢性消耗和杵状指（趾）。一般用抗生素治疗，积液多者应胸腔穿刺抽液，胸腔内注射纤溶剂，慢性脓胸可行胸膜粘连松解术、胸膜剥脱术等治疗。

1. 影像学

　　病例　患者，男，60 岁，因"左胸背部疼痛伴咳嗽、咳痰 5 天"入院。咳白色黏液痰，时为黄色黏痰，伴活动后气促，伴发热，体温最高 38.5℃，无咯血、盗汗。近期体重减轻 5kg。既往有 2 型糖尿病数年。查体：左下肺叩诊浊音，语颤减弱，呼吸音低，双肺未闻及啰音，未闻及胸膜摩擦音，其余查体无异常。血常规：白细胞 23×10⁹/L，中性粒细胞百分比 91.2%。行胸腔闭式引流、抗感染治疗，病情好转。胸腔积液送检提示渗出性胸腔积液，多个核细胞占 65%，内科胸腔镜下提示包裹性脓胸，行胸膜活检，提示胸膜炎。患者影像学表现见图 2-10-7。

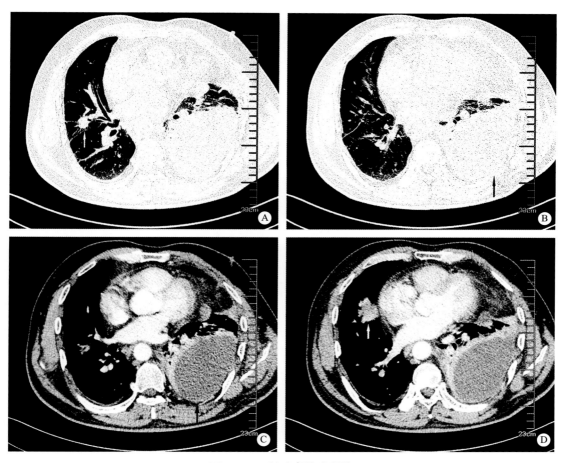

图 2-10-7　肺炎旁胸腔积液

A. 胸部 CT 肺窗示右肺中叶外侧段结节影，有毛刺（→）；B. 胸部 CT 肺窗示左侧包裹性胸腔积液（→）；C. 胸部增强 CT 纵隔窗示左侧包裹性胸腔积液（→），压迫性肺不张；D. 胸部增强 CT 纵隔窗示右肺中叶不规则结节（→）

2. 病理学（图 2-10-8）

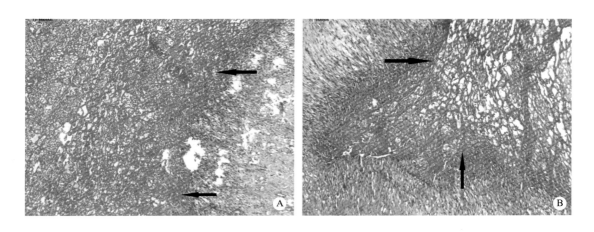

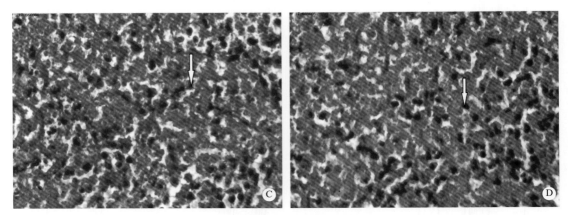

图 2-10-8 脓胸

A、B. 显微镜下见病变区大量中性粒细胞浸润（→）；C、D. 炎症细胞崩解坏死，脓液形成（→）。A、B. 100×；C、D. 400×

第五节 其他胸膜疾病

脂肪瘤 (lipoma) 是一种常见的软组织良性肿瘤，由成熟脂肪细胞构成。可发生于身体任何有脂肪的部位。好发于肩、背、颈、乳房和腹部。患者多为中年人 (50~60 岁)。由于胸膜组织来源于间皮细胞和结缔组织，因此临床上胸膜脂肪瘤较罕见，占胸膜肿瘤的不足 1%。其病因不明，多认为与染色体改变有关。肿物生长缓慢，极少恶变。体积较大时需要手术切除治疗。

1. 影像学

病例 患者，男，59 岁，因"咳嗽 2 月余"入院。干咳无痰，无发热、咯血、胸痛、呼吸困难。既往有高血压病史。查体无特殊异常。入院后行胸膜活检，病理：胸膜脂肪瘤。患者影像学表现见图 2-10-9。

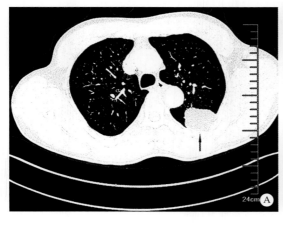
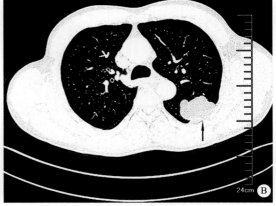

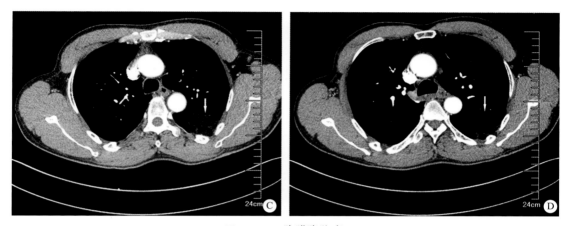

图 2-10-9 胸膜脂肪瘤

A、B.胸部 CT 肺窗示左肺下叶背段对应胸膜处一团块状影，分叶状（→）；C、D.胸部增强 CT 纵隔窗示胸膜处一团块状脂肪密度影，边缘不规则，无明显强化（→）

2. 病理学（图 2-10-10）

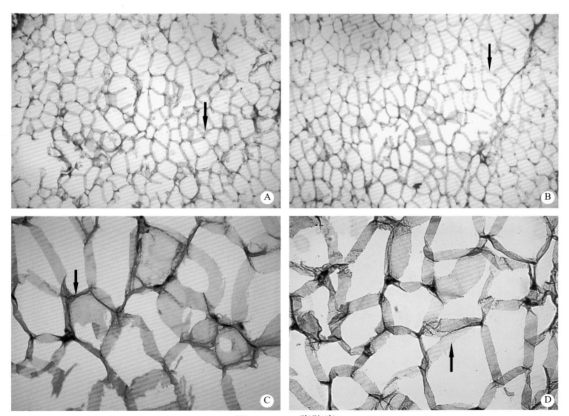

图 2-10-10 脂肪瘤

显微镜下见肿瘤由成熟脂肪组织构成（→）。A、B. 100×；C、D. 400×

第十一章　纵　隔　疾　病

第一节　纵隔海绵状血管瘤

海绵状血管瘤（cavernous hemangioma）指由众多薄壁血管组成的海绵状异常血管团，由于血管造影检查时常不能发现异常血管团，故将其归类于隐匿型血管畸形。该病在人群中的发病率为 0.5%~0.7%，好发于 30~40 岁，无明显性别差异。因部分患者无症状，故其实际发病率尚不明确。病因主要为遗传、内分泌、环境污染、外伤等。常见症状为癫痫、颅内出血、神经功能障碍和头痛等。治疗方法是以保守治疗和手术治疗为主。

1. 影像学

病例　患者，女，53 岁，因"发现左前上纵隔占位 5 天，左侧眼睑下垂 10 余年"入院。无胸痛、胸闷、呼吸困难。行 CT 检查发现"左前上纵隔占位"（图 2-11-1）。既往体健。查体左侧上眼睑下垂，结膜无充血，余查体无异常。外科活检提示纵隔海绵状血管瘤。

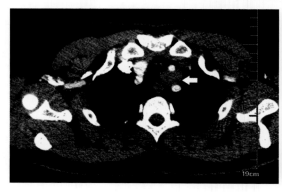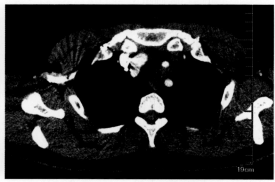

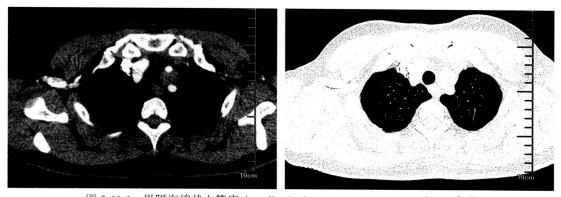

图 2-11-1　纵隔海绵状血管瘤（mediastinal cavernous hemangioma）CT 表现

胸部 CT 检查示左颈根部类圆形软组织密度影（→），大小约 3.1cm×3.0cm，边界清，甲状腺左叶、颈总动脉受压推移，无明显强化

2. 病理学（图 2-11-2）

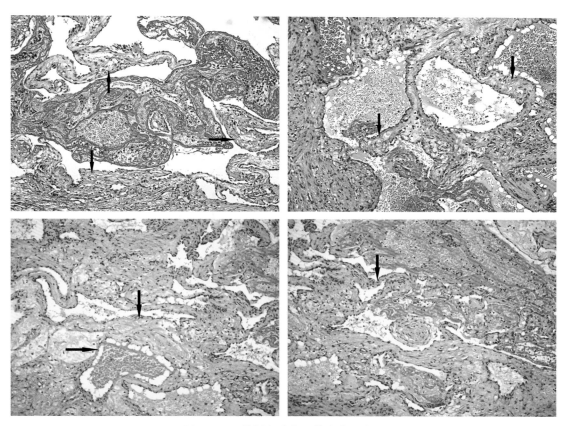

图 2-11-2　纵隔海绵状血管瘤病理表现

低倍显微镜下可见肿瘤由管壁厚薄不一、管腔大小不一的血管构成（→）（100×）

第二节　纵隔间皮囊肿

纵隔间皮囊肿 (mediastinal mesothelial cyst) 是在胚胎 4~6 周时，正在发育的胸膜或胸心包膜的边缘与横膈融合前，由一部分间皮嵌损及分离而成。多数位于前、中纵隔心包附近，发生于胸内其他部位的间皮囊肿非常罕见。半数以上的间皮囊肿没有任何症状，因此，多数情况是由于其他疾病、体检时行胸部平片或胸部 CT 检查发现此病。较大的间皮囊肿可引起压迫症状或者继发感染、破裂引起相应症状，如胸痛、心悸、咳嗽、呼吸困难等。纵隔间皮肿瘤为良性肿瘤，无症状者可保守治疗，有症状者可行手术切除，或 CT 引导下穿刺抽吸治疗，但复发率高。

1. 影像学

病例　患者，女，46 岁，因"体检发现右胸纵隔占位 2 天余"入院。无咳嗽、胸闷、胸痛、呼吸困难。既往体健。查体无特殊异常。外科病理提示纵隔间皮囊肿。患者影像学表现见图 2-11-3。

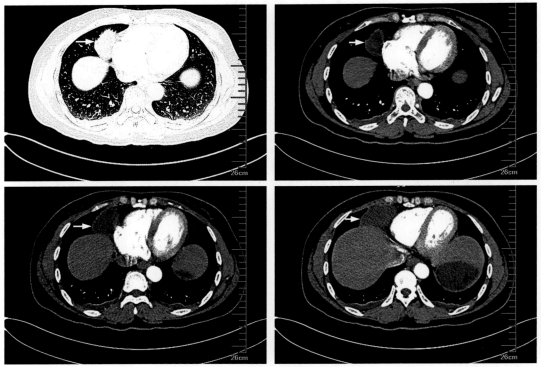

图 2-11-3　纵隔间皮囊肿 CT 表现

胸部 CT 肺窗及纵隔窗示右侧前下纵隔内可见类圆形低密度影，CT 值约 5HU（密度均匀浅淡、近似水的衰减值），增强扫描后强化不明显，边界光滑，囊性改变（→）

2. 病理学（图 2-11-4 ）

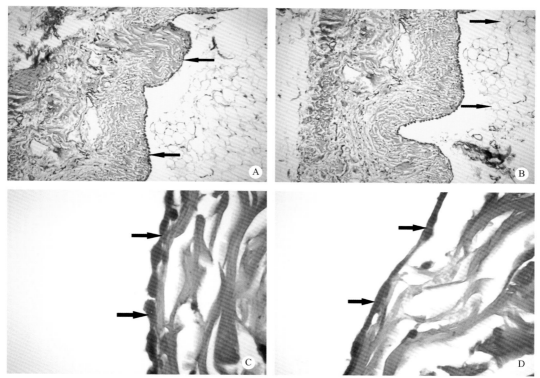

图 2-11-4　纵隔间皮囊肿病理表现

显微镜下见囊壁由纤维脂肪组织构成，衬以间皮细胞（→）。A、B. 100×；C、D. 400×

第三节　纵隔纤维组织细胞源性瘤

纵隔纤维组织细胞源性瘤(mediastinal fibrous histologic tumor)主要是以梭形细胞为主，可发生在任何器官或组织，形态学表现可以是癌也可以是瘤。如发生在上皮组织 (如梭形细胞癌、梭形细胞鳞癌)，也可以发生在间叶组织 (如梭形细胞肉瘤、梭形细胞间质肉瘤)，形态表现复杂，多类似肉瘤，或伴有形似肉瘤的间质成分，免疫表型既可表现为癌，也可表现为肉瘤，或表现为癌肉瘤结构等的一类肿瘤。该病变较难直接检查，需多方面的检测如免疫组织化学标记等。

1. 影像学

病例　患者，男，60 岁，因"咳嗽、咳痰 1 月余"入院。无发热、胸痛、咯血。既往体健。查体右肺呼吸音减低，双肺未闻及干、湿啰音，余查体无异常。外科活检提示纵隔梭形细胞肿瘤。患者影像学表现见图 2-11-5。

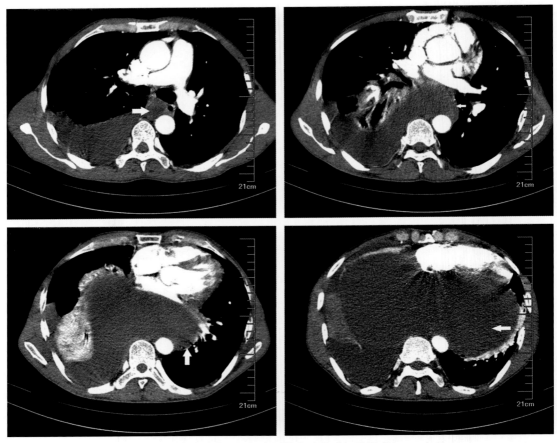

图 2-11-5　纵隔纤维组织细胞源性瘤（梭形细胞肿瘤）CT 表现

胸部 CT 纵隔窗示后纵隔内可见团片状混杂密度影（→），其内可见大量液性密度影及分隔，最大约 12.9cm×10.9cm，心脏及心包受压向前移位，增强扫描分隔及实性成分强化不明显，右侧胸腔积液

2. 病理学（图 2-11-6）

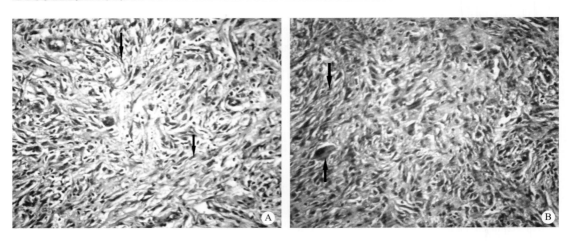

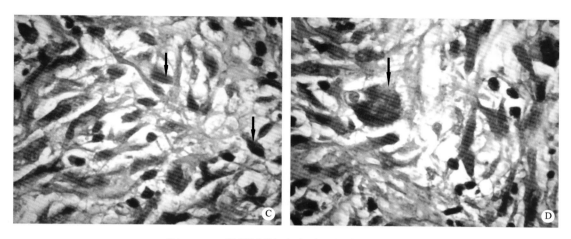

图 2-11-6　纵隔纤维组织细胞源性瘤病理表现

A、B. 低倍显微镜可见瘤细胞梭形、束状排列（→）；C. 瘤细胞有异型（→）；D. 散在多核巨细胞（→）。A、B. 100×；
C、D. 400×

第四节　畸　胎　瘤

　　畸胎瘤（teratoma）是一种生殖细胞肿瘤，由多能胚胎干细胞分化而来，畸胎瘤由 2
种或 3 种胚层（内胚层、中胚层、外胚层）分化的组织构成。畸胎瘤的最常见发生部位为
卵巢、睾丸。纵隔内畸胎瘤（anterior mediastinal teratoma）较少见，且绝大多数为良性肿瘤，
其生长速度缓慢，通常多发于前纵隔，大约占纵隔原发性生殖细胞肿瘤的 75%。纵隔畸
胎瘤患者大多无明显症状，但大的肿瘤常常压迫纵隔邻近结构而产生症状，儿童常表现为
呼吸困难、咳嗽，成人还可表现为胸痛或上腔静脉综合征。在治疗方面，手术切除是畸胎
瘤唯一有效的治疗手段。畸胎瘤可侵犯邻近器官，部分可并发严重肺部感染、胸腔积液等，
部分还可发生恶变，因此，一经诊断应尽快手术切除；术前宜积极控制肺部感染后，再行
手术。若为恶性肿瘤，术后加放、化疗。

1. 影像学

　　病例 1　患者，男，42 岁，因"发现纵隔占位 5 月余"入院。无胸闷、胸痛、咯
血、呼吸困难。既往体健。查体无特殊。外科纵隔镜活检诊断畸胎瘤。患者影像学表
现见图 2-11-7。

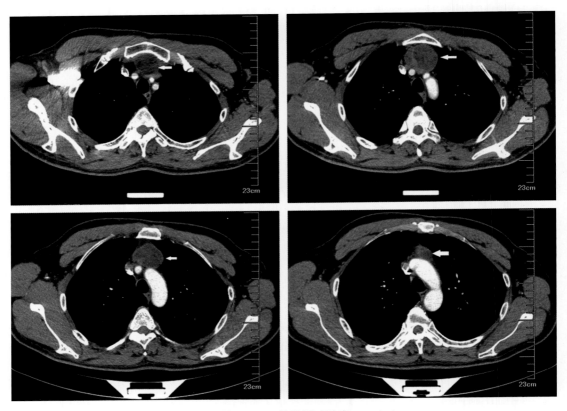

图 2-11-7   前纵隔畸胎瘤

胸部 CT 纵隔窗示前上纵隔内类圆形密度不均的囊性包块，最大层面约 4.0cm×4.4cm，病灶内可见钙化，囊壁的厚薄不均匀，边缘光滑、齐整，其内含脂肪密度影，病灶边界清楚光整（→）

　　病例 2　患者，女，50 岁，因"体检发现前纵隔占位 10 天"入院。无胸闷、胸痛、咯血、呼吸困难。既往体健。查体无特殊。外科纵隔镜病检提示畸胎瘤。患者影像学表现见图 2-11-8。

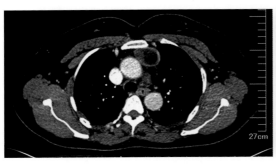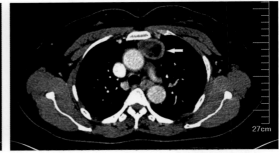

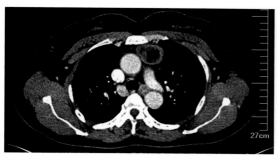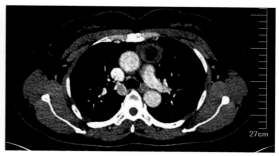

图 2-11-8　左前纵隔畸胎瘤

胸部 CT 纵隔窗示左前上纵隔大小约 3.0cm×4.0cm 类圆形低密度影，实性成分中度以上强化，密度不均，其内含脂肪密度影，考虑为畸胎瘤（→）

2. 病理学（图 2-11-9）

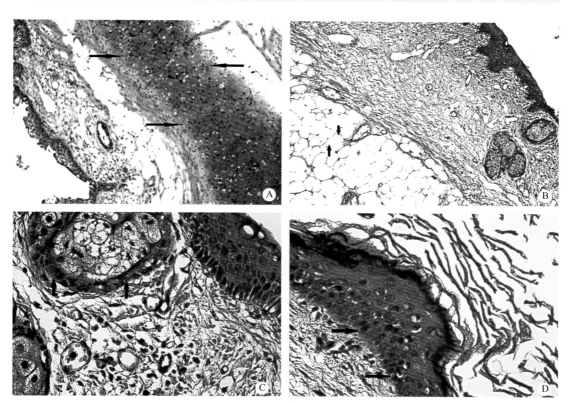

图 2-11-9　畸胎瘤

显微镜下见软骨组织（→）（A）、脂肪组织（→）（B）、肿块含皮肤及其附属器组织（→）（C、D）等。A、B. 100×；C、D. 400×

第五节　胸　腺　瘤

　　胸腺瘤（thymoma）是起源于胸腺上皮细胞、由上皮细胞和部分淋巴细胞组成、具有侵袭性的非恶性肿瘤，它是前纵隔最常见的肿瘤。胸腺瘤常见于 40~70 岁患者，很少发生于幼年或青少年。胸腺瘤的病因未明，可能与遗传相关。尽管部分患者没有症状，但当肿瘤长到一定体积，可出现胸痛、胸闷、咳嗽及前胸不适。30%~50% 的胸腺瘤患者会有重症肌无力，症状包括上眼睑下垂、复视、流涎、登梯困难、声音嘶哑或呼吸困难。胸腺瘤一经诊断能切除者均应手术切除，根据胸腺瘤的分期必要时辅以放化疗。

1.影像学

病例　患者，女，66 岁，因"体检发现前上纵隔占位 1 周"入院。无胸闷、胸痛、呼吸困难、咯血。体检行 CT 检查提示前上纵隔占位，胸腺瘤可能（图 2-11-10）。为求系统诊疗收入院。既往体健，查体无特殊。外科纵隔镜病理活检诊断：胸腺瘤（纵隔肿瘤），免疫组化结果结合 HE 形态支持 AB 型胸腺瘤，其中 B 区考虑为 B2 型胸腺瘤。

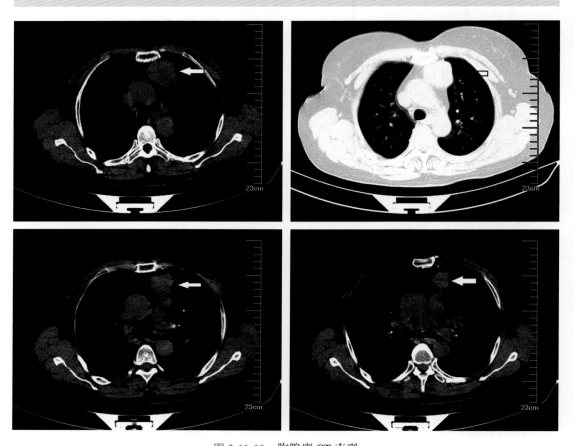

图 2-11-10　胸腺瘤 CT 表现

胸部 CT 肺窗及纵隔窗示左侧前上纵隔团块状软组织影（→），边界清楚，大小约 3.5cm×4.2cm

2. 病理学（图 2-11-11）

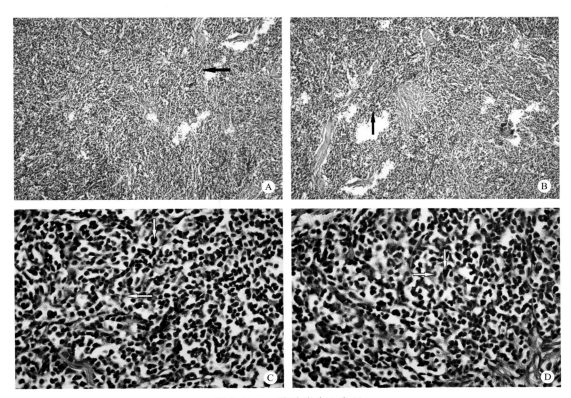

图 2-11-11　胸腺瘤病理表现

显微镜下见肿瘤由短梭形细胞及大量淋巴细胞构成（→）。A、B. 100×；C、D. 400×

第六节　胸腺精原细胞瘤

　　恶性生殖细胞肿瘤通常发生于性腺，但也有部分病例发生于性腺外，纵隔恶性生殖细胞瘤占所有恶性生殖细胞肿瘤的 2%~5%，而纵隔胸腺精原细胞瘤 (thymic seminoma) 约占其 35%，纵隔胸腺精原细胞瘤好发于 20~40 岁男性。纵隔是性腺外最常发生生殖细胞肿瘤的部位，绝大多数发生在前纵隔，少数在后纵隔。其发生估计与原始生殖细胞在胚胎发育过程中的异常移位有关。生殖细胞肿瘤的倍增时间较短，因此手术切除加放疗和化疗是主要的治疗手段。外科手术只适应于那些小的、无症状的、有手术切除机会的纵隔肿瘤。即使完整手术切除复发率也较高，术后也常常需要辅以放化疗，现已公认，精原细胞瘤治疗后可以获得非常好的生存结果，5 年生存率为 50%~80%。

1. 影像学

　　病例　患者，男，29 岁，因"前胸部疼痛 1 月余"入院。无明显诱因出现阵发性前胸部疼痛，休息片刻可缓解，与体位、活动无关，偶伴胸闷，无咳嗽、咯血、呼吸困难。查体无特殊。外科纵隔镜病理诊断为胸腺精原细胞瘤。患者影像学表现见图 2-11-12。

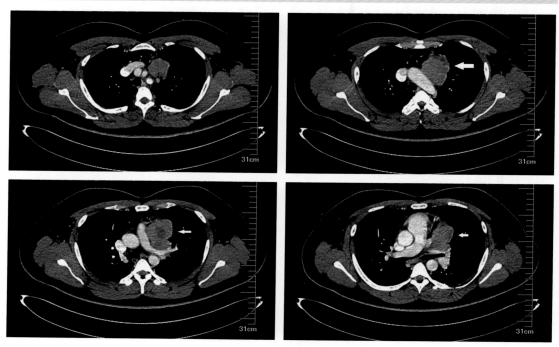

图 2-11-12　胸腺精原细胞瘤
胸部 CT 纵隔窗示左前上纵隔团块软组织灶，大小约 6.7cm × 5.16cm × 6.3cm，密度不均匀（→）

2. 病理学（图 2-11-13）

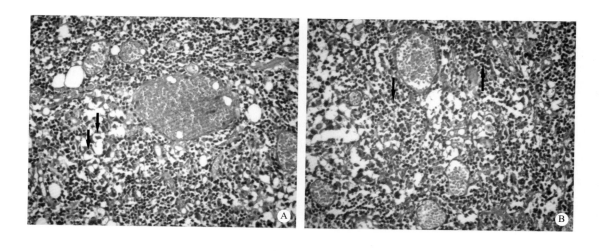

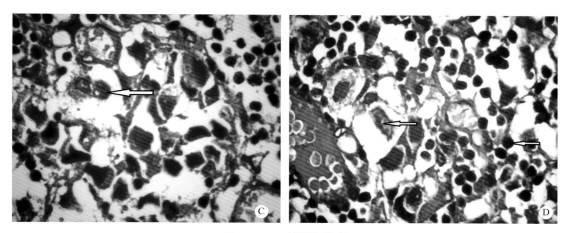

图 2-11-13　精原细胞瘤

A~C. 显微镜下见瘤细胞体积大，染色细腻，呈弥漫排列（→）；D. 散在大量淋巴细胞（→）。A、B. 100×；C、D. 400×

第十二章 结缔组织疾病胸膜、肺损伤

第一节 系统性红斑狼疮

系统性红斑狼疮 (systemic lupus erythematosus，SLE) 是一种具有多系统损害的慢性系统性自身免疫病，常见于 20~40 岁的育龄女性，其发病与遗传、环境因素、雌激素等有关，病理改变可以出现在身体任何器官，主要为炎症反应和血管异常。临床症状多样，可引起颊部红斑、盘状红斑、光过敏、口腔溃疡，以及关节炎、浆膜炎、肾脏病变、神经系统病变等多器官组织损害的相应症状。约35%的患者有胸腔积液，多为双侧性、中小量。可引起狼疮肺炎，胸部 X 线表现为斑片状浸润阴影，多见于双下肺。SLE 相关的肺间质性病变，在急性和亚急性期主要表现为磨玻璃样改变，在慢性期则为肺纤维化。约2%的患者合并弥漫性肺泡出血，病死率高达 50% 以上。10%~20% 的患者存在肺动脉高压。该病目前不能根治，但合理的个体化治疗可使病情缓解。治疗原则是病情活动且较严重则给予强有力的药物控制，病情缓解后则给予维持性治疗，使病情保持缓解状态。主要的治疗药物是糖皮质激素和免疫抑制剂。

> **病例** 患者，女，44 岁，因"咳嗽、气促 5 月余，加重 4 天"入院。咳嗽，痰少，活动后气促，伴疲乏无力、低热，体温高峰 38.0℃，体重下降 2kg。既往史无特殊。查体：颜面可见蝶形红斑，胸壁皮肤完整，双侧胸廓对称，双下肺叩诊浊音，语颤减低，双下肺呼吸音低，双肺未闻及湿啰音及哮鸣音。双下肢无水肿。实验室抗双链 DNA 阳性，抗 Sm 抗体阳性，抗 SSA/Ro 阳性。尿常规提示蛋白尿，胸腔积液送检提示渗出性胸腔积液。风湿免疫科会诊诊断为系统性红斑狼疮。治疗后复查提示胸腔积液较前明显减少。患者影像学表现见图 2-12-1。

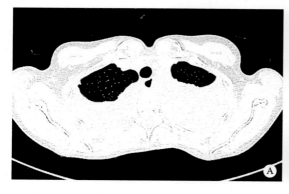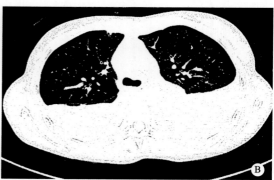

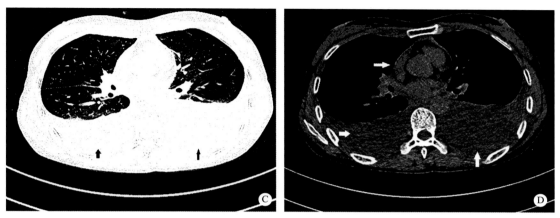

图 2-12-1　系统性红斑狼疮累及胸膜

胸部 CT 肺窗（A～C）及胸部 CT 纵隔窗（D）示双肺多发斑片状密度增高影，考虑渗出性实变，心影不大，心包可见积液，双侧胸腔积液并双肺下叶压迫性不张（→）

第二节　类风湿关节炎

　　类风湿关节炎 (rheumatoid arthritis，RA) 是以侵蚀性、对称性多关节炎为主要临床表现的慢性、全身性自身免疫性疾病。我国的患病率为 0.32%～0.36%。病因和发病机制不明。基本病理改变为滑膜炎和血管炎，并逐渐出现关节软骨和骨破坏，最终可能导致关节畸形和功能丧失。多数患者起病缓慢而隐匿，临床表现多样，个体差异大，从主要的关节症状到关节外多系统受累的表现。肺部常受累，男性多于女性，可为首发症状。最常见的肺部病变是肺间质性改变，约见于 30% 的患者，少数出现慢性纤维性肺泡炎。可引起肺内类风湿结节，表现为肺内的单个或多个结节，结节液化咳出后形成空洞。尘肺患者合并 RA 时可引起 Caplan 综合征，胸部 X 线表现为类似肺内的类风湿结节，但数量多且较大。约 10% 的患者引起胸膜炎，常为单侧性或双侧性的少量胸腔积液。部分患者合并肺动脉高压。早期诊治非常重要。主要药物包括非甾体抗炎药、糖皮质激素和生物制剂等。

　　病例　患者，男，35 岁，因"四肢关节肿痛 15 年，加重 3 天"入院。双手、双膝关节肿痛，伴晨僵，活动约 20 分钟可缓解，未系统治疗，类风湿因子（RF-IgM）、抗环状瓜氨酸（CCP）抗体阳性，诊断为类风湿关节炎。当地医院给予非甾体抗炎药、柳氮磺吡啶及激素治疗，患者未遵医嘱治疗。近 3 个月来出现胸闷、胸痛、心悸、喘促、呼吸困难，双手及左膝关节肿痛症状加重，无发热、恶心、呕吐、胸闷、胸痛、肌肉酸痛、皮疹等症状，体重变化不明显。查体：体温 36.7℃，脉搏 92 次 / 分，呼吸频率 20 次 / 分，血压 148/68mmHg，一般情况可，双肺呼吸音粗，双下肺可闻及湿罗音，心率 92 次 / 分，腹软，双手指关节肿大屈曲畸形，握拳 90%，左膝关节肿胀、压痛，四肢肌力正常。患者影像学表现见图 2-12-2。

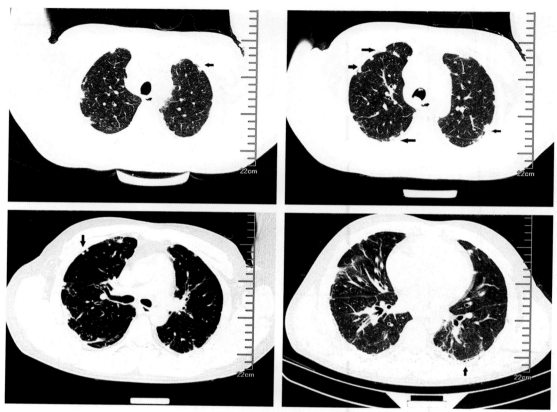

图 2-12-2　类风湿关节炎肺部病变

胸部 CT 肺窗示双肺呈间隔影、网格状影改变，双肺多发结节影，直径约 0.3cm（→）

第三节　系统性硬化病

　　系统性硬化病 (systemic sclerosis，SS)，既往曾称为硬皮病、进行性系统性硬化，以局限性或弥漫性皮肤增厚和纤维化为特征，可影响心、肺、肾和消化道等多个器官，病因不明，发病机制尚不清楚。起病隐匿，首发症状常为雷诺现象，标志性特点为皮肤病变，内脏受累则出现相应症状。本病最主要的死亡原因是肺部受累，且见于 2/3 以上的患者。肺间质纤维化是最常见的肺部病变，其次是肺动脉高压。该病尚无特效药物，治疗困难，应注意个体化治疗，早期治疗在于阻止新的皮肤和肾脏受累，晚期则给予对症治疗，改善症状。

　　病例　患者，女，40 岁，因"四肢皮肤遇冷变白、变紫，伴皮肤变硬 9 年余"入院。患者 9 年前诊断为系统性硬化病，有泼尼松治疗史，未规律用药，症状时好时坏。1 个月前出现活动后胸闷、气促，行走时左下肢疼痛加重，出现间歇性跛行，休息后可缓解。查体：体温 36℃，脉搏 92 次 / 分，呼吸频率 20 次 / 分，血压 90/60mmHg，神志清楚，查体合作，皮肤黏膜无黄染无出血点，颜面、颈部、四肢、躯干部皮肤弹性差。唇变薄，唇周无放射纹。左肺呼吸音粗，可闻及干啰音。右肺呼吸音低，未闻及干、湿啰音，心率92次/分，律齐，腹软，四肢皮肤弹性差，皮温低，伴僵硬，双手指、足趾伸曲障碍，四肢肢端皮肤变紫，部分见干性点状坏疽。右足第二足趾远端指节缺失。左足背水肿。患者影像学表现见图2-12-3。

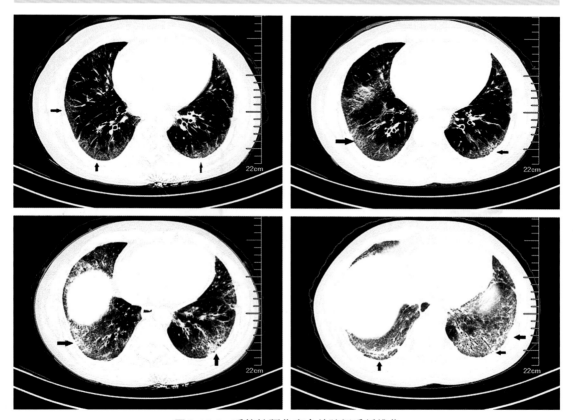

图2-12-3　系统性硬化症合并肺间质纤维化

胸部CT肺窗示双肺散在斑片状磨玻璃样密度影（→），以双肺下叶为著，其中双肺下叶后基底段见条状密度增高影

第四节　干燥综合征

干燥综合征（舍格伦）(Sjogren syndrome，SS) 是一种侵犯外分泌腺体尤以侵犯唾液腺和泪腺为主的慢性自身免疫性疾病。多发于女性，确切病因不明，临床上主要表现为干燥性角、结膜炎，口腔干燥症，还可累及肺、肝、胰腺、肾脏等重要器官及血液系统、神经系统，出现复杂多样的临床表现。约50%的患者有肺泡炎症，肺部主要表现为间质性病变，部分出现弥漫性肺间质纤维化，少数患者因呼吸衰竭死亡。本病不可根治，主要是替代和对症治疗。对于出现如关节炎、肺间质改变、肝肾及神经系统病变等腺外表现的患者，应给予糖皮质激素、免疫抑制剂等药物积极治疗。

病例　患者，女，84 岁，因"反复四肢关节肿痛 12 年，口干、眼干半年"入院。四肢关节疼痛，以双手关节为主（未累及腕关节）同时累及膝关节，呈针刺样灼痛，伴皮温升高，晨僵时间持续超过 2 小时，反复发作，未给予重视。查体：一般情况可，双肺呼吸音粗，双下肺闻及"爆裂音"，左下肺偶闻及哮鸣音，心、腹（-），四肢无畸形，指关节轻度水肿，有压痛，双下肢无水肿，可见静脉曲张。外院抗核抗体谱 ENA(+)，SSA/Ro52(+)，诊断为干燥综合征。患者影像学表现见图 2-12-4。

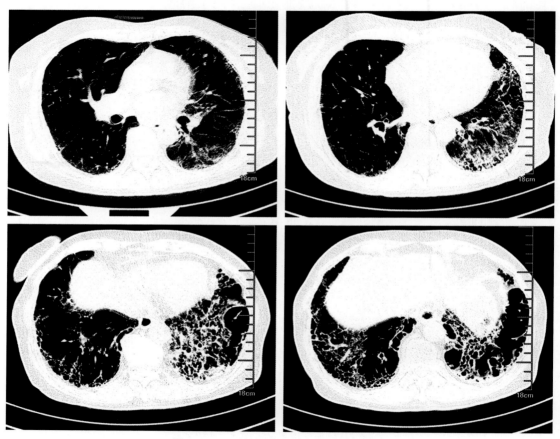

图 2-12-4　干燥综合征继发肺间质纤维化

胸部 CT 肺窗示双肺纹理增多、紊乱，双肺可见多发囊状透亮影，部分肺纹理呈网格状改变；双肺见多发小斑片状影和磨玻璃样密度影，以双肺下叶为著

第五节　血　管　炎

血管炎 (vasculitides) 指因血管壁炎症和坏死而导致多系统损害的一组自身免疫病，病因不完全清楚。不合并有另一种已明确疾病的系统性血管炎，称为原发性血管炎。基本病理改变是：①血管壁各种炎症细胞浸润；②管壁的弹力层和平滑肌层受损形成动脉瘤和血管扩张；③管壁各层纤维素样增生和内皮细胞增生造成血管腔狭窄。临床表现复杂多样且

无特异性。其中，显微镜下多血管炎约 50% 的患者肺受累，X 线表现为肺部浸润、结节等；变应性肉芽肿血管炎肺部受累则表现为游走性或一过性肺浸润，部分患者出现弥漫性间质性病变；肉芽肿性多血管炎肺病变见于 70%~80% 的患者，X 线检查可见中下肺野结节、浸润或空洞，20% 可见胸腔积液。血管炎的基础治疗是应用糖皮质激素，重要内脏受累者应及早加用免疫抑制剂。

病例 患者，男，60 岁，因"反复咳嗽、咯血 3 个月，双上肢肿胀麻木半月"入院。无诱因咳嗽，间断咯血，色鲜红，量少，伴双上肢肿胀麻木，伴不规则低热、不适、乏力等症状。当地医院抗感染治疗症状无缓解。既往史：有"高血压""糖尿病"病史。2 年前诊断为系统性血管炎，曾服用泼尼松及环磷酰胺（剂量不详）治疗半年，自觉症状缓解后自行停药至今。查体：体温 36.2℃，脉搏 102 次 / 分，呼吸频率 20 次 / 分，血压 118/82mmHg。一般情况可，神志清楚，肥胖，口唇发绀，双下肺呼吸音粗，可闻及 Velcro 音，心、腹（-）。抗中性粒细胞胞质抗体 (ANCA)（+）、PR3-ANCA（+）。患者影像学表现见图 2-12-5。

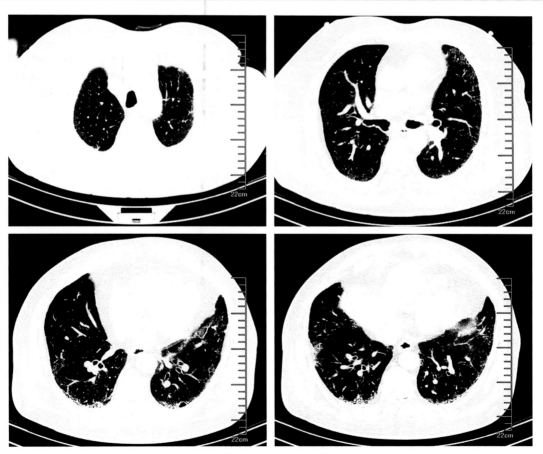

图 2-12-5 系统性血管炎继发性间质性肺炎

胸部 CT 肺窗示双肺纹理增多、紊乱，双肺上、下叶近胸膜处多发磨玻璃样、网格状改变，以双下肺明显

第六节 特发性炎症性肌病

特发性炎症性肌病 (idiopathic inflammatory myositis，IIM) 是一组病因未明的、以四肢近端肌无力为主的骨骼肌非化脓性炎症性疾病，主要临床表现是对称性四肢近端肌无力。目前将其分为七类：①多发性肌炎 (polymyositis，PM)；②皮肌炎 (dermatomyositis，DM)；③儿童皮肌炎 (juvenile dermatomyositis)；④恶性肿瘤相关性 PM 或 DM；⑤其他结缔组织病伴发 PM 或 DM；⑥包涵体肌炎 (inclusion body myositis，IBM)；⑦无肌病性皮肌炎 (amyopathic dermatomyositis)。病理特点为肌组织内以淋巴细胞为主的炎症细胞浸润，肌纤维膜细胞核增多，肌纤维肿胀，横纹消失，肌浆透明化。肺脏受累可表现为间质性肺炎、肺纤维化、吸入性肺炎等。治疗应个体化，首选糖皮质激素，反应不佳者可加用免疫抑制剂。

> **病例 1** 患者，女，48 岁，因 "四肢肌肉疼痛半年，加重伴活动后喘息 2 个月" 入院。四肢肌肉疼痛，体力活动后明显，休息后四肢肌肉酸痛可减轻，晨起后觉双手麻木，活动双手后双手麻木可有缓解，有口干、脱发等情况。近 2 个月来无明显诱因出现四肢肌肉疼痛加重，下颌骨痛，活动后出现胸闷、气促，活动耐量下降，既往史无特殊。入院查体：体温 36.3℃，脉搏 104 次 / 分，血压 101/74mmHg，呼吸频率 20 次 / 分，鼻导管吸氧下 SaO_2 89%，一般情况可，口唇肢端稍发绀，双肺呼吸音粗，双肺可闻及爆裂音，心、腹（-），四肢肌肉有压痛，肌张力不高。外周血白细胞计数增高 11.2×10^9/L，红细胞沉降率 60mm/h。血清肌酸激酶 598.0U/L。肌电图检查提示肌源性和神经源性病变共同存在，可见自发纤颤电位和正相尖波增多。诊断为多发性肌炎。患者影像学表现见图 2-12-6。

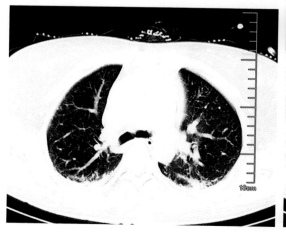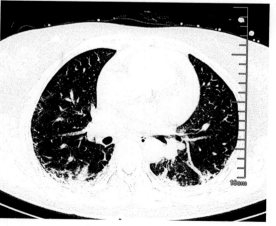

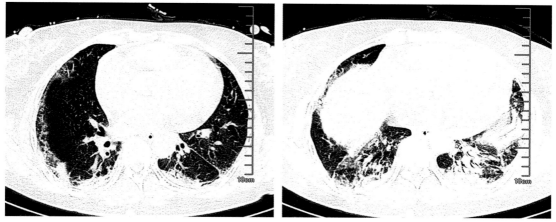

图 2-12-6 多发性肌炎继发性间质性肺炎

胸部 CT 肺窗示双肺胸膜下斑片状、条索状渗出性病灶，以双下肺病灶明显

病例 2 患者，男，44 岁，因"乏力、皮疹半年，咳嗽 1 月余，气促 1 周"入院。患者及家属诉半年前无明显诱因出现乏力，四肢肌肉酸痛，双手指间关节肿胀，鼻翼两侧、眼睑、额头散在红色皮疹，时有脱屑，无瘙痒、发热、咳嗽及呼吸困难，当地医院诊断为皮肌炎，应用甲氨蝶呤与糖皮质激素联合治疗。近 1 周来渐感气促，稍动则喘，体重下降 10kg。入院查体：体温 37.2℃，脉搏 116 次 / 分，血压 115/82mmHg，呼吸频率 25 次 / 分，SaO_2 83%；一般情况欠佳，神志清楚，唇舌肢端发绀，颜面部、头皮散在红色皮疹，部分脱屑，双肺呼吸音粗，双下肺可闻及湿啰音，未闻及干啰音；心率 116 次 / 分，律齐，腹软，双下肢无水肿。四肢肌肉压痛，双上肢明显，无杵状指。患者影像学表现见图 2-12-7。

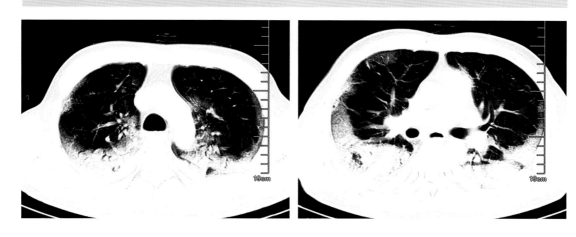

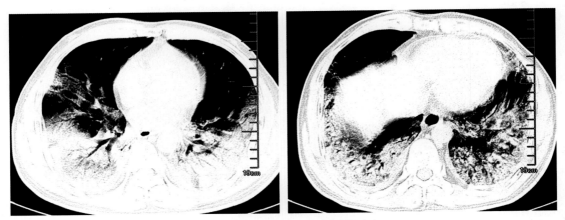

图 2-12-7　皮肌炎继发性间质性肺炎

胸部 CT 肺窗示双肺胸膜下斑片状、条索状渗出性实变病灶，以双下肺病灶明显